健康中国 原创科普

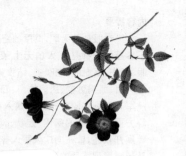

军人

杨青敏 主编

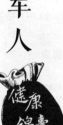

健康锦囊

上海交通大学
SHANGHAI JIAO TONG UNIVERSITY PRESS
出版社

内容提要

绝对服从的天职,高度的纪律性和责任感,吃苦耐劳、甘于奉献的精神是军人的无上荣耀,却也常使他们易罹患沙眼、晒伤、高血压、咽喉炎、结膜炎、胃肠炎、皮肤损伤、腰椎间盘突出、肌肉劳损、肌肉拉伤、心理精神压力大等疾病。本书从军人常见的职业相关疾病入手,从生理、心理、社会、环境等方面,对疾病的病因、症状、预防与治疗方法、护理小贴士等展开叙述,旨在向广大军人普及四季常见疾病的预防保健及超强度训练后的自我防护相关知识。

图书在版编目(CIP)数据

军人健康锦囊/杨青敏主编. —上海:上海交通大学出版社,2019

ISBN 978 - 7 - 313 - 20991 - 7

Ⅰ.①军… Ⅱ.①杨… Ⅲ.①军人—保健—基本知识

Ⅳ.①R82

中国版本图书馆 CIP 数据核字(2019)第 085069 号

军人健康锦囊

主　　编:杨青敏			
出版发行:上海交通大学出版社		地　　址:上海市番禺路 951 号
邮政编码:200030		电　　话:021 - 64071208
印　　制:常熟市文化印刷有限公司		经　　销:全国新华书店
开　　本:710mm×1000mm　1/32		印　　张:7.875
字　　数:141 千字			
版　　次:2019 年 9 月第 1 版		印　　次:2019 年 9 月第 1 次印刷
书　　号:ISBN 978 - 7 - 313 - 20991 - 7/R ISBN 978 - 7 - 89424 - 192 - 4			
定　　价:32.00 元			

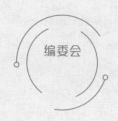

编委会

健康中国,科普先行

"没有全民健康,就没有全面小康""健康长寿是我们共同的愿望"……悠悠民生,健康最大。人民健康是民族昌盛和国家富强的重要标志,习近平总书记在十九大报告中提出的实施健康中国战略,是新时代健康卫生工作的纲领。2019年7月16日,国务院健康中国行动推进委员会正式对外公布《健康中国行动(2019—2030年)》文件,提出到2030年的一系列健康目标,围绕疾病预防和健康促进两大核心,提出将开展15个重大专项行动,促进以治病为中心向以人民健康为中心转变,努力使百姓、群众不生病、少生病。

此外,我国劳动者群体面临的一大健康问题就是慢性疾病的预防和健康教育知识的普及,而职业健康问题也日益凸显,我国由此提出了"全人、全程、全生命"的健康管理理念。今后要将慢病管理的重点转向一级预防,健康的关键在于防患于未然。早发现、早诊断、早治疗的三级管理目标的落地实施,除了依靠医务人员的努力之外,更是离不开每个个体的积极配合。

随着我国经济的快速发展和物质生活水平的不断提高，如何才能健康长寿，成为百姓和群众最关心的事情，也迫切要求我们通过开展健康科普工作，将健康领域的科学知识、科学方法、科学精神向公众普及传播，不断提升健康教育信息服务的供给力度，更好地满足百姓和群众的健康需求。科普书籍赋予百姓、群众医学健康科普教育知识，让人们听得懂、学得会、用得上，更好地进行健康自我管理，促进身心健康。

在此契机下，复旦大学附属上海市第五人民医院南丁格尔志愿者科普团队以及医务护理专家及研究生团队，十几年来致力于慢病科普、社区健康管理及医院-社区-家庭健康教育的科普工作，撰写了健康科普丛书共 20 余本。此次在前期研究的基础上，历时 3 年，坚持理论与实践相结合，以"需求导向"为原则，组织撰写了"职业健康科普锦囊丛书"，力求帮助工人、农民、军人、警察、照护者、教师、司乘人员、社会工作者、白领和医务工作者 10 个职业的人群了解健康管理知识，更深层次地体现职业健康管理科普的教育作用。

"小锦囊，大智慧"，各个职业因为工作性质不同，劳动者工作环境和生活方式存在很大差异，因而形成了各自行业中高发的"生活方式病"，本丛书以这些"生活方式病"的预防和护理为出发点，循序渐进，层层深入，力求帮助各行业的劳动者形成一种健康的生活方式，不仅是"治病"，更是"治未病"，以达到消除亚健康、提高身体素质、减轻痛苦的目的，做好健康保障、健康管理、健康维护，帮助民众从透支健康的生活模式向呵护健康、预防疾病、促进幸福的新健康模式转换，为健康中国行动保驾护航！同时，本丛书在编写时引入另外一条时间主线，按照春、夏、秋、冬季节交替，收集每个季节的高发疾病，整理成册，循序渐进。其中，对于有些行业在相同季节发病率都较高的疾病，如春季易发呼吸系统疾病，夏季泌尿系统和消化系统疾病高发，冬季心脑血管疾病危害大，即使是相同的疾病，由于患者的职业不同，护理措施和方法也不一样。

这套职业健康科普丛书，源于临床，拓展于科普，创于实践，推广性强，凝聚着南丁格尔科普志愿者团队的智慧和汗水，在中华人民共和国 70 华诞之际，谨以此书献给共和国的劳动者。在丛书即将出版之际，我们感谢上海市科学技术委员会（编号：17dz2302400）、上海市科学技术委员会科普项目（编号:19dz2301700)和闵行区科学技术协会（编号:17 - C - 03)对我们团队提供的基金支持。感谢参与书籍编写工作的所有医务工作者、科普团队、志愿者、研究生团队对各行各业劳动者的关心，对健康科普和健康管理工作的热情，共同为"健康中国 2030"奉献自己的力量！

献给共和国的卫士——最可爱的军人

军人是一抹神圣的绿色:绿色的军装,绿色的军营,守卫着绿色的国土边疆;绿色的青春,绚丽的理想,奉献给伟大的祖国。古往今来,无数文人墨客以慷慨昂扬的笔墨赞颂了战士的英勇和伟岸——"但使龙城飞将在,不教胡马度阴山"。在庆祝中国人民解放军建军90周年阅兵时,习近平主席指出,"今天,我们比历史上任何时期都更接近中华民族伟大复兴的目标,比历史上任何时期都更需要建设一支强大的人民军队。"你们是共和国的卫士,你们始终出现在最危险的地区,在最艰苦的地方,在保家卫国的战场上。

大到国家民族,小到营连排班,军人的责任重若泰山。然而,军营的高强度训练和春夏秋冬遇到的恶劣天气,给刻苦练兵的军人们带来了各种健康隐患。绝对服从的天职,高度的纪律性和责任感,吃苦耐劳、甘于奉献的精神是军人的无上荣耀,却也使军人们的身体常常遭到沙眼、结膜炎、胃肠炎、皮肤损伤、外伤性骨骼损伤等疾病的侵袭。

本书依据军人常年身处艰苦的训练环境,有着高强度的训练特点，从春、夏、秋、冬四个季节常见的相关疾病入手，从生理、心理、社会、环境等方面，以通俗易懂的笔墨，生动形象的图画，对疾病的病因、症状、预防与治疗方法、护理小贴士等方面展开叙述，旨在向广大军人普及四季常见疾病的预防保健及超强度训练后的自我防护相关知识，改善军人的健康状况，使他们更好地为国防事业做贡献。

这套职业健康科普原创书由复旦大学附属上海市第五人民医院的一线临床资深医务护理工作者和研究生团队、南丁格尔志愿者共同撰写，历时三年。编者们将多年工作经验融汇其中，凝聚着对最可爱的军人的感谢之情和崇敬之意，投入了对科普工作的饱满热情。

谨以此书向共和国卫士、最可爱的军人致敬，希望这本书能带给您一些帮助，一份温暖，一份健康。

2019，我们聆听习总书记的新年寄语——"我们都在努力奔跑，我们都是追梦人"，为健康中国2030，大家一起努力！

王光鹏　董永泽

目录

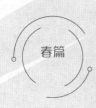
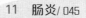

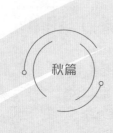
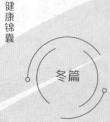
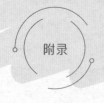

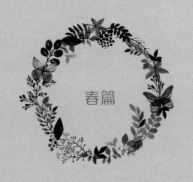

春篇

春天从这美丽的花园里走来
就像那爱的精灵无所不在
每一种花草都在大地黝黑的胸膛上
从冬眠的美梦里苏醒
——雪莱

1

流行性感冒

一、疾病简介

流行性感冒简称流感,是由流感病毒引起的急性呼吸道传染病,其传染性强,发病率高,会导致暴发流行或大流行,在短时间内使很多人患病,发病率为各种传染性疾病之首。

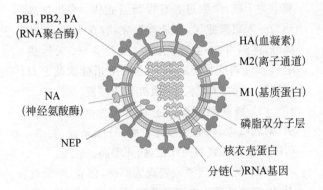

二、常见病因

(1) 主要通过近距离空气飞沫传播,流感高发期暴露于污染环境中,也可通过接触被污染的手、日常用具等间接传播。

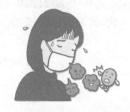

（2）受凉、淋雨、过度疲劳导致的免疫力下降。

（3）基层医疗环境比较差，感冒一般也不采取措施，住宿环境大多是排房，通风不良，环境差。

三、常见症状

（1）潜伏期多为 1～3 天（数小时～4 天）。

（2）单纯性流感。最常见，发病急，畏寒高热，全身乏力，头痛，肌肉酸痛（中毒症状重），伴有轻度上呼吸道症状，如咽部干痛、鼻塞、流涕、喷嚏、咳嗽为干咳，少数患者有胃肠道症状。突发性高热为一大典型症状，也是首发症状，在 1～2 天达高峰，体温可高达 39～40℃，发热 3～4 天后热退，1 周左右症状随之消失，上呼吸道症状及乏力可持续 2 周左右，体力恢复亦较为缓慢。

（3）肺炎型流感。主要表现为高热持续不退，剧烈咳嗽、咳血痰或脓性痰，呼吸急促、发绀，可因呼吸循环衰竭而死亡，病死率高。

（4）中毒型流感。表现为高热、休克、呼吸衰竭、中枢神经系统损害及弥散性血管内凝血等严重症状，病死率高。

以下为流感和普通感冒的区别，如有流感症状，需及时就医诊治。

分类	流感	普通感冒
病因	流感病毒	鼻病毒等，少数为细菌和支原体

分类	流感	普通感冒
传染性	有,飞沫传播和接触传播	有,飞沫传播和接触传播
高发季节	冬春季节	一年四季
主要症状	全身症状为主,包括全身乏力、高热、肌肉酸痛	上呼吸道症状为主,包括打喷嚏、鼻塞、流涕、咳嗽、咽痛,重者发热
并发症	年老体弱和慢性病患者易并发肺炎、呼吸衰竭	急性鼻窦炎、中耳炎、支气管炎,少数为病毒性心肌炎
治疗	轻者休息,重者应尽快服用抗流感病毒药物	休息,对症治疗为主

四、预防与治疗

1. 预防

季节性流感在人与人之间传播能力很强,与有限的有效治疗相比,积极防控更为重要。

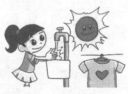

（1）保持良好的个人卫生习惯。咳嗽打喷嚏时要使用纸巾掩住口鼻,不要对着他人。

（2）勤洗手。饭前便后及外出归来应先用肥皂水和流动水洗手,避免脏手接触口、眼、鼻。

（3）保持环境卫生,经常开窗通风。适量运动,劳逸结合,避免过度疲劳。

（4）戒烟限酒。

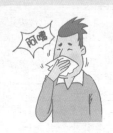

（5）流感高发期，户外工作应尽量佩戴口罩。

（6）疫苗接种：流行季节可对重点人群使用，尤其适用于慢性心肺疾患和免疫功能低下患者。

（7）饮食宜清淡，注意多饮水。

2. 治疗

（1）及时就医。流感流行期间如出现流感样症状应及时前往医疗机构的呼吸科就诊，并减少接触他人，尽量居家休息，必要时住院治疗。

（2）严重者应服用抗流感病毒药物。

五、护理小贴士

（1）防寒保暖，特别注意足部的保暖。

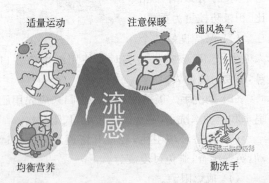

适量运动　　注意保暖　　通风换气

均衡营养　　流感　　勤洗手

（2）合理膳食，多食水果，多喝水，每天可用淡盐水或红茶漱口。

（3）保证足够的休息，减轻工作学习的压力。

（4）坚持锻炼，可每天用冷水洗脸，有利于提高机体对气温变化的适应能力。

（5）居室通风，保持居室空气流通，清新。

（6）避免交叉感染，流感流行期间尽量减少或不参加大型集会或集体活动，尽量减少或不去公共场所，若家中已有人患流感，要采取保护性隔离措施，应戴好口罩，并避免与患者密切接触。

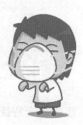

2

干眼症

一、疾病简介

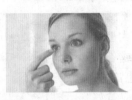

干眼症是指任何原因造成的泪液质或量异常或动力学异常,导致泪膜稳定性下降,并伴有眼部不适和(或)眼表组织病变特征的多种疾病的总称,又称角结膜干燥症。

二、常见病因

最近研究认为,眼表面的改变、基于免疫的炎症反应、细胞凋亡、性激素水平的改变等是干眼症发生发展的相关因素,而各因素之间的关系尚未明了。病因可分为以下4类。

(1)水液层泪腺泪液分泌不足。这是常见的干眼症原因;先天性无泪腺、老年性泪腺功能降低或是一些自身免疫性疾病造成泪腺发炎、外伤、感染、自主神经失调,长期点某些眼药水或服用某些药物都会造成泪液分泌不足;长期戴隐形眼镜者。

(2)油脂层分泌不足。由于眼睑疾病造成睑板腺功能不良。

（3）黏蛋白层分泌不足。缺乏维生素 A 者、慢性结膜炎、化学性灼伤等。

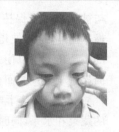

（4）泪液过度蒸发、泪膜分布不均匀。眼睑疾病造成眼睑闭合不良、眨眼次数减少、长时间停留在空调房或户外强风燥热的环境中。

三、临床表现

常见的症状是眼部干涩和异物感，其他症状有烧灼感、痒感、畏光、充血、疼痛、视物模糊易疲劳、黏丝状分泌物等。

四、预防与治疗

1. 预防

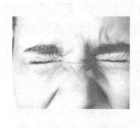

养成多眨眼的习惯。干眼病是一种压力型病症，问题出在眼睛长时间盯着一个方向看。因此避免眼睛疲劳的最好方法是适当休息，切忌连续用眼。

（1）配一副合适的眼镜是很重要的。40 岁以上的人，最好采用双焦点镜片，或者在看近物和远物时，配戴度数不同的眼镜。

（2）工作的姿势和距离也是很重要的，眼睛与被视物尽量保持在 60 cm 以上距离,调整一个最适当的姿势,使得视线能保持向下约 30°,这样的一个角度可以使颈部肌肉放松,并且使眼球表面暴露于空气的面积减到最小。

(3) 长期从事电脑操作者,应多吃一些新鲜的蔬菜和水果,同时增加维生素(A、B₁、C、E)的摄入。维生素 A 可预防角膜干燥、眼干涩、视力下降甚至夜盲症;维生素 C 可以有效地抑制细胞氧化;维生素 E 主要作用是降低胆固醇,清除身体内垃圾,预防白内障,核桃和花生中含有丰富的维生素 E;维生素 B₁ 可以营养神经,绿叶蔬菜里就含有大量的维生素 B₁。另外,每天可适当饮绿茶,因为茶叶中的脂多糖,可以改善肌体造血功能,茶叶还有防辐射损害的功能。

(4) 为了避免荧光屏反光或不清晰,电脑不应放置在窗户的对面或背面,环境照明要柔和,如果操作者身后有窗户应拉上窗帘,避免亮光直接照射到屏幕上反射出明亮的影像造成眼部的疲劳。通常情况下,一般人每分钟眨眼少于 5 次会使眼睛干燥。一个人在电脑前工作时眨眼次数只及平时的 1/3,因而减少了眼内润滑剂和酶的分泌。因此看电脑者应该多眨眼,每隔 1 小时至少让眼睛休息一次。

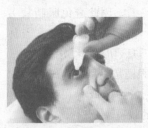

（5）为减少眼部的干燥，可以适当在眼部点用角膜营养液。如贝复舒眼液、萧莱威眼液及一些人工泪液。另外眼保健操也可以起到放松眼睛、减少视疲劳的作用。

2. 治疗

干眼病是慢性疾病，多需长期治疗。若是因为眼睑暴露导致的泪液过度蒸发型干眼，应根据病情把握眼睑重建的手术时机，进行眼睑的重建。

1）局部治疗

（1）消除诱因。应避免长时间使用电脑，少接触空调及烟尘环境等干眼诱因；睑板腺功能障碍者应注意清洁眼睑、应用抗生素等。

（2）泪液成分的替代治疗。应用自体血清或人工泪液，严重患者应尽量使用不含防腐剂的人工泪液。

（3）延长泪液在眼表的停留时间。可佩戴湿房镜、硅胶眼罩、治疗性角膜接触镜等。

（4）其他。避免服用可能减少泪液分泌的药物，如降血压药、抗抑郁药、阿托品类似物等；有免疫因素参与的类型可加用免疫抑制剂或短期局部使用激素；手术治疗等。

2）全身治疗

（1）主要是改善患者的营养状况，防止继发感染。食用含维生素 A 丰富的食物，如牛奶、鸡蛋、含胡萝卜素的蔬菜；口服鱼肝油等。

（2）目前尚无有效治疗的方法，为了减少痛苦，可频繁滴入生理盐水、人工泪液或抗生素眼膏;或用电烙封闭小泪点,以减少泪液的流出。对于眼睑闭合不全所致的眼球干燥,可行眼睑成形术。

五、护理小贴士

1. 适合饮食

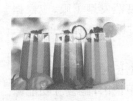

（1）宜食用含维生素 A 丰富的食物,如牛奶、鸡蛋、含胡萝卜素的蔬菜、鱼肝油等。

（2）宜食用含有优质蛋白的食物。

2. 禁忌饮食

忌辛辣刺激性食物,如莴苣、辣椒、小麻椒。

3

急性结膜炎

一、疾病简介

急性结膜炎，又称红眼病，是一种急性传染性眼炎。正常情况下，结膜具有一定防御能力，但当防御能力减弱或外界致病因素增加时，将引起结 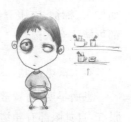 膜组织炎症发生，这种炎症统称为结膜炎。按病程可分为超急性、急性、亚急性和慢性结膜炎。

本病全年均可发生，以春夏季节多见。红眼病是通过接触传染的眼病，如接触患者用过的毛巾、洗脸用具、水龙头、门把、游泳池的水、公用的玩具等。因此，本病常在集体单位广泛传播，造成暴发流行。

二、常见病因

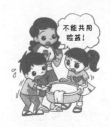

不能共用脸盆！

急性结膜炎是由于细菌或病毒感染造成的急性传染病。如细菌、立克次体、病毒、真菌、寄生虫等。眼外伤、眶内占位性病变、异物、调节疲劳等亦可以导致本病的发生。本病发病急，一般在感染 1～2 天内开始发病，且多数为双眼发病。

本病传染性强，由于治愈后免疫力低，因此可重复感染。本病好发在春末、夏初，一般是通过与急性结膜炎患者共用毛巾、脸盆、洗脸水和手帕等物品传播的。有时患者接触过其他物品，诸如枕头、棉被、衣服、门把手、电话机、遥控器等等都可能沾有病菌。

三、常见症状

患病早期，患者常感到双眼发烫、烧灼、畏光、眼红，自觉眼部有异物感、烧灼感、发痒和流泪等。早晨起床时，眼皮常被分泌物黏住，不易睁开。部分患者结膜上出现小出血点或出血斑，分泌物呈黏液脓性，角膜边缘可有灰白色浸润点，严重的可伴有头痛、发热、疲劳、耳前淋巴结肿大等全身症状。

常有如下体征：①结膜充血和水肿；②分泌物增多；③结膜下出血；④乳头增生；⑤滤泡形成；⑥膜或假膜形成；⑦耳前淋巴结肿大和压痛。

四、预防与治疗

1. 预防

传染性结膜炎主要是通过接触传播，最常见为眼-手-眼的传播。可造成流行性感染，因此必须做好隔离和预防。防止交叉感染。接触患者用过的毛巾、手帕、洗脸用具等，或到患者接触过的泳池、浴池等地方,都有可能感染此病。

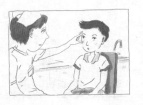

（1）良好的卫生习惯,饭前、便后、外出回家后要及时用洗手液或肥皂洗手,不用脏手揉眼睛,不用公共毛巾,勤剪指甲。

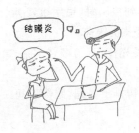

（2）避免用手揉擦眼睛。

（3）煮沸消毒。即将被污染的用具,如毛巾、脸盆等以沸水煮15～20分钟即可。

（4）如果发现本病应及时隔离,所有用具均应单独使用,最好能洗净消毒晒干后再用。

2. 治疗

（1）首先应针对病因进行治疗。一旦患病,要尽快到医院检查,明确病原微生物的类型,选择适宜的抗生素药。不论眼药水还是眼药膏均应专人专用,以免发生交叉感染。治疗一般要求及时、彻底、坚持。

（2）治疗以局部给药为主,必要时可辅以全身用药。

（3）在患眼分泌物较多时,宜用适当的冲洗剂如生理盐水或2‰硼酸水冲洗结膜囊,每天2～3次,并用消毒棉签擦净睑缘。也可对患眼点眼

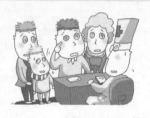

药水或涂眼药膏。

（4）眼部护理：由于患急性结膜炎时眼部分泌物较多，所以不能单纯依靠药物治疗。初期冷敷有助于消肿退红。相反，热敷会使眼球充血，炎症可能扩散引起并发症。在炎症没有得到控制时，忌用激素类眼药，病毒性结膜炎禁用激素类眼药。

（5）避光避热，患者畏光流泪，为减轻不适，要避免光和热的刺激。

（6）为了使眼部分泌物排出畅通，眼部不可包扎或戴眼罩。

4

甲型肝炎

一、疾病简介

甲型病毒性肝炎,简称甲型肝炎、甲肝,是由甲型肝炎病毒(HAV)引起的、以肝脏炎症病变为主的传染病。主要通过粪-口途径传播,临床上以疲乏、食欲缺乏、肝大、肝功能异常为主要表现,部分病例出现黄疸,主要表现为急性肝炎,无症状感染者常见。

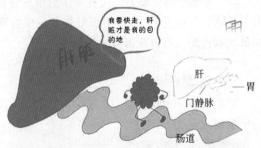

甲肝病毒可不把肠道当成自己的家,它的目标是肝脏,通过门静脉或随着乳糜回流途径,它们终于来到肝脏

成人甲肝的临床症状一般较重。本病病程呈自限性,无慢性化,引起急性重型肝炎者极为少见,随着灭活疫苗在全世界的使用,甲型肝炎的流行已得到有效的控制。

二、常见病因

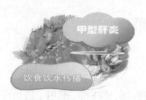
甲型肝炎
饮食饮水传播

（1）传染源。甲型肝炎患者和无症状感染者为传染源。

（2）传播途径。甲型肝炎以粪-口途径为主要传播途径，粪-口传播的方式是多样的，在集体单位中甲型肝炎发病率高。水源或食物污染可致传播，特别是食用被污染的水生贝类，如未煮熟毛蚶等，是甲型肝炎爆发流行的主要传播方式。

（3）易感性与免疫力。人群未注射甲肝疫苗者对 HAV 普遍易感，患过甲型肝炎或感染过甲型肝炎病毒的人可以获得持久的免疫力。

三、常见症状

甲型肝炎病初，患者会出现疲乏无力、不思饮食，小便颜色加深，有时伴有发热等症状，严重者巩膜、皮肤发黄。临床分为显性感染和无临床症状的隐性感染两种类型。成人感染后多表现为显性感染。

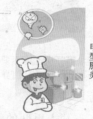
甲型肝炎

（1）潜伏期。甲型肝炎潜伏期为 15～45 天，平均持续 30 天。患者在此期常无自觉症状，但在潜伏期后期,大约感染 25 天以后,粪便中有大量的 HAV 排出,潜伏期的患者的传染性最强。

(2) 黄疸前期。起病急,急数患者有发热畏寒,体温在 38～39℃ 之间。平均热程 3 天,少数达 5 天,全身乏力、食欲缺乏、厌油、恶心、呕吐、上腹部饱胀感或轻度腹泻。少数患者以上呼吸道感染症状为主要表现,尿色逐渐加深呈浓茶色。本期持续 5～7 天。

(3) 黄疸期。自觉症状好转,热退后黄疸出现,可见巩膜、皮肤不同程度黄染,肝区痛,肝脏大,有压痛和叩痛,部分患者有脾大。本期可有短期大便颜色变浅,皮肤瘙痒。肝功能明显异常。本期持续 2～6 周。

(4) 恢复期。黄疸逐渐消退,症状好转以至消失,肝脾回缩到正常,肝功能逐渐恢复正常,IgG 介导的免疫系统建立。本期持续 2 周至 4 月,平均 1 个月。

四、预防与治疗

1. 预防

(1)养成良好的卫生习惯,把住"病从口入"关。食品要高温加热,一般情况下,加热 100℃ 1 分钟就可使甲肝病毒失去活性。

(2) 对一些自身易携带致病菌的食物如螺

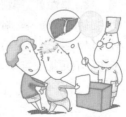

蛳、贝壳、螃蟹，尤其是能聚集甲肝病毒的毛蚶等海产品和水产品，食用时一定要煮熟蒸透，杜绝生吃、半生吃以及腌制后直接食用等不良饮食习惯。

（3）接种甲肝疫苗，可以提高人群免疫力，预防甲肝的发生和暴发流行。

（4）对密切接触者，包括当传染源已明确（如食物或水）的所有已暴露者，可及时给予人丙种球蛋白注射。注射时间越早越好，最迟不宜超过接触感染后7～10天，免疫效果可以维持2～3个月。对密切接触者应进行医学观察45天。

（5）食源性感染应检查厨师的抗 HAVIgM，确诊后应隔离治疗。

（6）发现甲肝患者应及时报告当地的疾病预防控制中心，采取有效措施隔离传染源，切断传播途径，保护易感人群，控制传染病的流行。

2. 治疗

（1）甲型肝炎是自限性疾病，治疗以一般及支持治疗为主，辅以适当药物，避免饮酒、疲劳和使用损肝药物。强调早期卧床休息，至症状明显减退可逐步增加活动，以不感到疲劳为原则。

（2）急性黄疸型肝炎宜住院隔离治疗，隔离期（起病后3周）满，临床症状消失，检查指标正常时可以出院，但出院后仍应休息1～3个月，恢复工作后应定期复查0.5～1年。

5

口腔溃疡

一、疾病简介

口腔溃疡俗称"口疮"，是一种常见的发生于口腔黏膜的溃疡性损伤病症，多见于唇内侧、舌头、舌腹、颊黏膜、前庭沟、软腭等部位，这些部位的黏膜缺乏角质化层

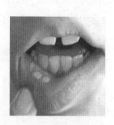

或角化较差。舌头溃疡指发生于舌头、舌腹部位的口腔溃疡。

二、常见病因

口腔溃疡的发生是多种因素综合作用的结果，其包括局部创伤、精神紧张、食物、药物、营养不良、激素水平改变及维生素或微量元素缺乏。

系统性疾病、遗传、免疫及微生物在口腔溃疡的发生、发展中可能起重要作用。如缺乏微量元素锌、铁，缺乏叶酸、维生

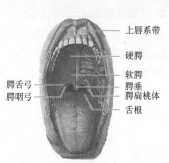

上唇系带
硬腭
软腭
腭垂
腭扁桃体
舌根

腭舌弓
腭咽弓

素 B_{12} 以及营养不良等,可降低免疫功能,增加口腔溃疡发病的可能性;血链球菌及幽门螺杆菌等细菌也与口腔溃疡关系密切。口腔溃疡通常预示着机体可能有潜在系统性疾病,口腔溃疡与胃溃疡、十二指肠溃疡、溃疡性结肠炎、局限性肠炎、肝炎、女性经期、维生素 B 族吸收障碍症、自主神经功能紊乱症等均有关。

三、常见症状

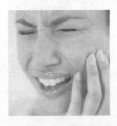

口腔溃疡会引起局部疼痛,很容易被刺激。在简单情况下,这些是唯一的症状,虽然疼痛可能会引起厌倦口腔溃疡的感觉。口腔溃疡共同特征如下。

(1)轮廓分明,圆形,直径小于 1 cm,通常在口腔黏膜表面较浅。

(2)有时出现之前会有刺痛的感觉。

(3)白色或黄灰色中心四周有炎性的红边。

(4)通常随着时间的推移逐渐变得灰暗。

(5)通常在口腔的前部、硬腭上、唇内侧(唇口)、面颊内侧(颊面)或舌头的前部及侧部下方。

(6)有时影响牙龈,并且相对罕见地影响口腔后部的表面。

(7)通常在愈合前持续1~2周。

(8)在一些更严重

的病例中,症状可能包括感觉迟钝、淋巴结肿大、发热等。

四、预防与治疗

1. 预防

如何预防口腔溃疡的问题并没有明确答案。但是避免以下情况可防止口腔溃疡恶化:①研磨性食物或能黏在嘴里的食物(例如薯片)。②辛辣的、酸的或热的食物和饮料。③损伤溃疡(如通过与牙刷刷毛的剧烈接触)。

2. 治疗

口腔溃疡的治疗,以消除病因、增强体质、对症治疗为主。治疗方法应坚持全身治疗和局部治疗相结合,中西医治疗相结合,生理和心理治疗相结合。需要引起注意的是,经久不愈、大而深的舌头溃疡,有可能是一种癌前病损,极易癌变,必要时做活检以明确诊断。

五、护理小贴士

常见的口腔溃疡通常不需要治疗就能痊愈,更严重或复发的病例可以通过治疗缓解,尽管这些治疗不能"治愈"溃疡。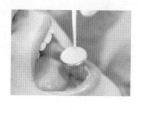

作为一般指南,口腔溃疡有以下情况时应请牙医或医生诊治。①持续 2 周以上,无改善。

②病情恶化,包括接受家庭治疗。③经常复发(一年2~3次或更多)或特别多或严重。④伴有其他症状,如发热,腹泻,头痛或皮疹。⑤被认为是另一个条件致病菌的一个部分。

6

流行性脑脊髓膜炎

一、疾病简介

流行性脑脊髓膜炎又称流行性脑膜炎,简称流脑,是由脑膜炎双球菌引起的化脓性脑膜炎。致病菌由鼻咽部侵入血循环,形成败血症,最后局限于脑膜及脊髓膜,形成化脓性脑脊髓膜病变。冬春季节是此病的高发期,发病高峰一般出现在每年的 3~4 月份,且致病率高。

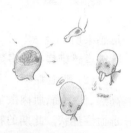

二、常见病因

(1)工作原因所致人体免疫力下降且体内缺乏特异性杀菌抗体。

(2)细菌毒力较强:脑膜炎球菌为革兰氏阴性球菌,可从鼻咽部黏膜进入血液。

三、常见症状

主要临床表现有发热,头痛、呕吐、皮肤瘀点及颈项强直等脑膜刺激征,脑脊液呈化脓性改变。

轻型流脑多见于流脑流行后期,病变轻微,临床表现为低热、轻微头痛及咽痛等上呼吸道症

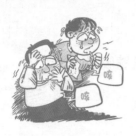

状,皮肤可有少数细小出血点和脑膜刺激征。

普通型流脑最常见,占全部病例的90%以上。分为4期,其特点如下。

(1)前驱期(上呼吸道感染期)。1～2天,可有低热、咽痛、咳嗽等上呼吸道感染症状。多数患者无此期表现。

(2)败血症期。突发或前驱期后突然寒战、高热、伴头痛、肌肉酸痛、食欲缺乏及精神萎靡等毒血症症状。此期的特征性表现是皮疹,通常表现为瘀点或瘀斑,70%～90%的患者有皮肤或黏膜瘀点或瘀斑。

(3)脑膜炎期。脑膜炎症状多与败血症期症状同时出现。在前驱期症状基础上出现剧烈头痛、喷射性呕吐以及脑膜刺激症状,血压可升高而脉搏减慢,重者谵妄、神志障碍及抽搐。通常在2～5天后进入恢复期。

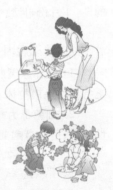

(4)恢复期。经治疗后体温逐渐降至正常,皮肤瘀点、瘀斑消失。大瘀斑中央坏死部位形成溃疡,随后结痂而愈,症状逐渐好转,神经系统检查正常。

四、预防与治疗

1. 预防

（1）早期发现患者就地隔离治疗。

（2）流行期间做好卫生宣传，应尽量避免大型集会及集体活动。

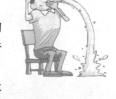

（3）药物预防。对密切接触者，可用磺胺甲噁唑进行药物预防。

（4）疫苗预防：国内多年来应用脑膜炎球菌 A 群流脑多糖疫苗，近年开始接种 A＋C 群流脑多糖疫苗。

2. 治疗

（1）抗菌治疗。可采用磺胺类、青霉素及氯霉素或其他抗生素治疗。

（2）对症治疗。高热时可用酒精擦浴或服用退热药。

7

摩擦性水泡

一、疾病简介

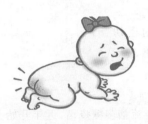

摩擦性水泡，是皮肤的外、内层间异常的组织液蓄积所成的小水泡。主要是因运动摩擦产生的剪切力造成其表皮与皮下组织分离形成间隙，其间充满液体，皮肤的外层表皮成为水泡的表层。水泡内层的皮肤呈红肿、湿热，有刺痛。虽然大部分的水泡都很小且伤害的面积不大，但却易造成剧痛而影响人的活动力。

二、常见病因

（1）内在因素。只有手掌和脚底具有较厚角质层的部位，才有可能由于运动摩擦而起水泡。易起水泡的皮肤往往和深层的组织黏得较紧，受到摩擦时不能跟表面的皮肤一起移动，所以在两层皮肤之会因产生不同方向的作用力而裂开，组织液便迅速进入此裂缝中而形成水泡。

（2）外在因素。主要是挤压、摩擦与潮湿、相对的高温。军人在日常训练中因出汗而潮湿的足底摩擦力增大，最容易引起水泡。反之，干燥的皮肤摩擦力较小，产生皮肤裂开的作用力也较小。另外，虽然水泡不是一种高温引起的烫伤，但如果皮肤温度增高，产生水泡的速度就会加快。Brennan 等对在伊拉克执行任务的军人脚部摩擦水泡的患病率和相关因素做了统计和分析，得出脚部摩擦水泡的患病率为 33％，其中 11％必须要进行医疗护理。

三、常见症状

皮肤在特定条件下摩擦作用，会伴随红斑、水肿、水泡、出血甚至溃烂的形成。摩擦性水泡的产生可分为两个阶段：

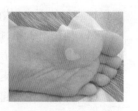

（1）在表皮的中上层出现裂缝，造成局部细胞坏死。

（2）组织液进入表皮夹层裂缝产生水泡。

四、预防与治疗

1. 预防

徒步行走时脚经常要与鞋接触及摩擦，湿润的皮肤及较高的温度为水泡形成提供了良好的条件，所以以徒步出行脚最容易起水泡。水泡通常发生在脚的两侧、脚后跟和脚丫处。

（1）首先要减少脚部摩擦的机会。脚起水泡跟鞋有直接关系，鞋过于紧的挤压和过于松旷的摩擦,都可能导致脚上水泡的发生。购鞋应当购买适宜运动的鞋。鞋的尺码要合适。穿上后在脚的长度方面最好仍然留有一定的空隙。

(2)新鞋应穿上试走甚至试跑一会,1～2小时后找出感到不舒服的部位后,在此位置加上软垫。

(3)袜子能够减少脚与鞋之间的摩擦。袜子最好不选用纯棉质制品,纯棉的袜子比尼龙的更容易形成血泡。袜子的质料以聚丙烯或其他新的合成纤维为佳,这类质料比羊毛或棉的制品更能保持脚部的干爽,从而降低起水泡的概率。

(4)使用滑石粉、痱子粉或防汗喷雾剂,也可在脚上薄薄地涂上一层凡士林等,有助于保持脚部的干爽、减少摩擦,起到防止起水泡的作用。

(5)可以在经常起水泡的部位事先贴上胶布或垫上软垫。

(6)临睡前最好用温水泡脚,以促进局部血液循环,并可自我按摩足掌部位,再用润肤露在足底突出部位搓抹。不穿鞋的时候,注意保持鞋的干燥与通风。

2. 治疗

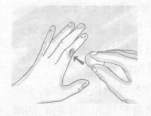

针对水泡的处理,重要的是降低其引发的痛楚、避免患处的面积扩大及预防感染。

(1)不可弄破水泡的表皮,弄破不但会

使疼痛加重，而且易发生感染。可以在创可贴的中央剪出一个和水泡大小及形状相同的洞，套贴在水泡上，如此垫平水泡四周，然后再在水泡及剪孔的创可贴面上再封上一层创可贴，这样就能让水泡不再受摩擦了。

（2）较大的水泡可以把积聚于患处的液体排出来，以缓解水泡所构成的压力。标准的做法是：首先用消毒酒精洗净患处，再用消毒过的钢针在水泡的边缘位置刺一小孔，轻轻把水泡内的液体挤出，然后涂上消毒药水或软膏，最后用胶布或敷料把伤口遮盖起来。要注意的是切忌剪去泡皮。

（3）如果水泡已经弄破，形成开放性创伤，就要进行消毒、包扎，并垫上清洁的软布。时间长水泡中的液体会被肌肤慢慢吸干。大部分的水泡会在1～2周内被完全吸收。新的皮肤长出后，旧的皮肤会自动脱落。一般无须特别的护理就能自行痊愈。

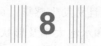

8

流行性腮腺炎

一、疾病简介

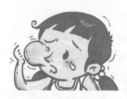

流行性腮腺炎是由腮腺炎病毒感染引起的呼吸道传染病,其特征为腮腺的非化脓性肿胀,并可侵犯各种腺组织或神经系统及肝、肾、心、关节等几乎所有器官,常可引起脑膜脑炎、睾丸炎、卵巢炎、胰腺炎等并发症,病后可获持久免疫力。

二、常见病因

(1)长期高强度的训练导致机体抵抗力及口腔生物学免疫力降低。

(2)金黄色葡萄球菌等细菌感染所致的急性细菌性腮腺炎;腮腺炎病毒引起的病毒性腮腺炎。

三、常见症状

(1)化脓性腮腺炎。常为单侧受累,双侧同时发生者少见。炎症早期,症状轻微或不明显,腮腺区轻微疼痛、肿大、压痛。导管口轻度红肿、疼痛。随病程进展,可出现发热、寒战和单侧腮腺疼痛和肿胀。腮腺及表面皮肤局部红、肿、热、痛。

当病变进入化脓期,挤压腮腺可见脓液自导管口流出。

(2) 流行性腮腺炎。病毒性腮腺炎最常见为流行性腮腺炎。传染源为患者和隐性感染者,传播途径为空气飞沫和密切接触。临床起病急,常有发热、头痛、食欲缺乏等前驱症状。数小时至1～2 天后体温可升至 39℃ 以上,出现唾液腺肿胀,腮腺最常受累,肿大一般以耳垂为中心,向前、后、下发展,边缘不

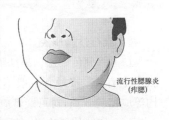

流行性腮腺炎
(痄腮)

清,轻度触痛,张口咀嚼及进食酸性饮食时疼痛加剧,局部皮肤发热、紧张发亮但多不红,通常一侧腮腺肿胀后 2～4 天累及对侧。颌下腺或舌下腺也可波及,舌下腺肿大时可见舌及颈部肿胀,并出现吞咽困难。腮腺管口在早期可有红肿,有助于诊断。

四、预防与治疗

1. 预防

1) 化脓性腮腺炎

保持口腔清洁卫生是预防其发病的重要环节。体质虚弱的患者常可发生脱水,更应加强口腔护理(如认真刷牙、常用氯己定(洗必泰)溶液漱口等),保持体液平衡,加强营养及抗感染治疗。

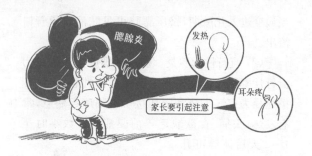

2）流行性腮腺炎

（1）管理传染源。早期隔离患者直至腮腺肿胀完全消退。接触者一般不需检疫，但在集体机构等应留验 3 周，对可疑者应立即暂时隔离。

（2）切断传播途径。勤通风、勤晒被子。

（3）保护易感人群被动免疫。

2. 治疗

1）化脓性腮腺炎

（1）针对病因治疗，纠正水、电解质及酸碱平衡。

（2）选用有效抗菌药物，可根据药敏试验调整敏感抗生素。

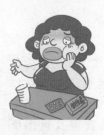

（3）其他保守治疗：炎症早期可用热敷、理疗、外敷等方法。

（4）内科保守治疗无效、发展至化脓时需切开引流。

2）流行性腮腺炎

（1）隔离、卧床休息直至

腮腺肿胀完全消退。注意口腔清洁,避免酸性食物,保证液体摄入量。

(2) 对症治疗为主,抗生素无效。可试用利巴韦林。

(3) 激光局部照射治疗流行性腮腺炎,对止痛、消肿有一定效果。

(4) 中医中药:内服以普济消毒饮方为主,随症加减。局部可用紫金锭或青黛散调醋外涂,每天 1 次。

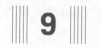

9

急性支气管炎、肺炎

一、疾病简介

急性支气管炎是指感染、物理、化学、过敏等因素引起的气管-支气管黏膜的急性炎症,多见于寒冷季节或气候突变时。炎症未控制,侵及肺实质的炎症为肺炎。细菌性肺炎是最常见的肺炎,在我国发病率高,在各种死因中占第5位。

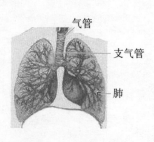

气管

支气管

肺

二、常见病因

(1) 吸入过冷空气、粉尘、刺激性气体或烟雾。

(2) 户外工作时受凉或淋雨。

(3) 工作压力大,机体抵抗力下降。

三、常见症状

1. 急性支气管炎

(1) 上呼吸道感染症状:鼻塞、流清涕、咽痛、声音嘶哑等。

（2）咳嗽、咳痰：
咽部发痒伴刺激性咳
嗽，晨起或吸入冷空
气、刺激性气体时加剧

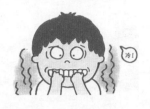

或诱发咳嗽，先为干咳，1～2天咳少量黏液性痰，
2～3天后痰液由黏液性转为黏液脓性。

（3）胸痛：咳嗽剧烈时伴胸骨后疼痛。

2. 肺炎

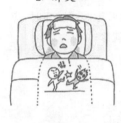

（1）寒战、高热（体温
可高达39～40℃），伴有头
痛、全身肌肉酸软。

（2）咳嗽、咳痰。早期
刺激性干咳，继而咳白色
黏液痰或血丝痰，1～2天
后咳黏液血性痰、铁锈色痰、脓性痰。

（3）胸痛。剧烈胸痛，呈针刺样，随咳嗽或深
呼吸可向肩或腹部放射。

（4）呼吸困难。肺实变致通气不足时可出现
口唇发绀、气促。

（5）少数有恶心、呕吐、腹胀或腹泻等胃肠道症状。

（6）重症肺炎者可出现神志不清、烦躁甚至
昏迷，呼吸急促，鼻翼翕动，发绀。

四、预防与治疗

1. 预防

（1）预防感冒，增强人体抵抗力。加强营养，

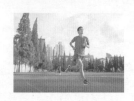

增加机体抗感染能力。

（2）减少危险因素，如吸烟、酗酒。天气变化时注意防寒保暖。

（3）坚持体育锻炼，参加体育活动，进行有氧运动以利于增强肺部功能。

（4）肺炎球菌疫苗的接种。

2. 治疗

及时就医。有发热，明显咳嗽咳痰胸痛时，应及时前往医疗机构的呼吸科就诊。

五、护理小贴士

（1）发热时应卧床休息。

（2）保证高热量易消化的饮食及充足的水分，以流质或半流质为宜。

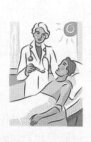

（3）高热时可用酒精、冰袋或冰贴降温，出汗时应及时擦干，更换衣物，避免受凉。

（4）剧咳者可适当使用止咳药，咳痰不易者可予化痰药物以稀释痰液，也可雾化吸入。

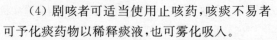

10

蜂类咬伤

一、疾病简介

当蜂接触人体皮肤后，为了自卫，将毒刺刺入皮肤后，其尾刺会留在皮肤内，同时将毒腺中的毒液注入人的皮肤内。

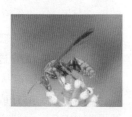

二、常见病因

被蜂类螫伤。

三、常见症状

1. 局部表现

螫伤部位红肿，中央可见小黑点，多为刺伤点或毒刺存留部位，周围可有丹毒或荨麻疹样改变。

2. 全身症状

一般不甚明显，但被群蜂多处螫伤时症状较重，可出现头晕、头痛、寒战、发热、气喘、心率增快、血压下降甚至休克、昏迷等。

四、预防与治疗

1. 预防

预防蜜蜂或虎头蜂螫伤，户外尽量穿长袖、

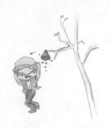

长裤及布鞋,以白、黄褐、卡其或淡绿色的衣物比较不会招蜂引蝶。亮丽或者有鲜花图案的衣服、小山羊皮或其他皮革制衣物,最容易引起蜂类之攻击。当然啦,芬芳的香水、洗发精及刮胡液,也可能是它们的最爱。如果有一只蜂围绕你身旁,忽近忽远,盘旋不去,这是一种警讯,请不要再前进,你可能快要接近蜂巢而惊动蜂群,应该迅速从原路撤退为妙。如遇蜂群接近,千万不要拍打或快速奔跑,反而要镇静和缓慢行动。万一不幸遇蜂群攻击来不及避开,用手臂遮头,或衣物覆盖趴在地上是最好的选择。

2. 治疗

(1) 局部处理。检查螫伤处,如有毒刺和毒囊遗留,应立即刮除或拔出。蜜蜂螫伤局部可用肥皂水、3%氨水或5%碳酸氢钠溶液清洗。大黄蜂、黄蜂螫伤,用醋酸或3%硼酸溶液清洗。

(2) 止痛。剧痛可用0.5%~1%普鲁卡因局部封闭。在穿刺部位放上冰块可减轻疼痛。

(3) 涂药。伤口周围涂以南通蛇药,也可用紫花地丁30~120 g,鲜蒲公英30~60 g捣烂外敷。

(4) 对症治疗。发生全身过敏,应立即皮下注射0.1%肾上腺素0.5~1 ml,并静脉滴注氢化可的松。剧痛时皮下注射吗啡。

(5) 有报道使用该昆虫的整体抗原或最好用

全毒液抗原进行脱敏,经初次免疫后,需用 5 年维持剂量。

五、护理小贴士

(1) 使患者休息,保持镇静,如有毒刺和毒囊遗留,则应立即用镊子取出,因毒囊离蜂体后,仍继续收缩数秒钟,切勿用手挤压,以免挤出更多的毒液。

(2) 被蜂刺伤处可用肥皂水、食盐溶液、糖溶液等洗敷伤口。也可用野甘草叶子洗净榨汁、涂擦患者(或以鲜叶洗净揉擦),每隔 5 分钟搽药一次,红肿灼痛即可减轻。伤口周围可选用草药如鲜蒲公英、景天三七、七叶一枝花、半边莲等洗净捣烂外敷,效果良好。

(3) 全身症状较重宜速到医院诊疗。

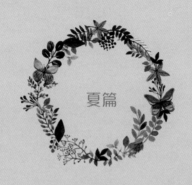

夏篇

清新、健康的笑
犹如夏天的一阵大雨
荡涤了人们心灵上的污泥
灰尘及所有的污垢
显现出善良与光明
——高尔基

11

肠炎

一、疾病简介

肠炎是细菌、病毒、真菌和寄生虫等引起的胃肠炎、小肠炎和结肠炎。

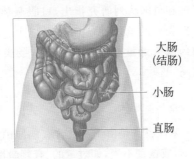

大肠
(结肠)

小肠

直肠

二、常见病因

（1）遗传。本病的血缘家庭发病率较高，据欧美文献统计，溃疡性结肠炎患者的直系血缘亲属中，15％～30％的人发病。

（2）免疫力低下。多数学者认为本病属于自身免疫性疾病。因为本病并发自身免疫病（如自身免疫性溶血性贫血）者较多，所以提高免疫力也是防治肠炎重中之重。

（3）滥用抗生素。很多人遇到疾病会滥用氨苄青霉素、头孢菌素等抗生素，这些抗生素会直接刺激肠道,还可以引起肠道菌群失调,使肠道内正常的大肠杆菌减少有害菌大量繁殖引起肠炎。

(4)饮食不注意:包括饮食因素如饮食不当引起的腹泻,食物过期如牛奶过期,不清洁的环境、气候的突变,生活规律的突然改变均可以引起腹泻。

(5)口服避孕药女性患肠炎的危险性增加:来自美国和英国队列研究指出,口服避孕药妇女患炎症性肠病的危险性增加40%以上。长期口服避孕药或大剂量服用雌激素妇女肠炎发生的危险性高。

三、常见症状

(1)急性肠炎是由于进食含有病原菌及其毒素的食物,或饮食不当,如过量的、有刺激性的、不易消化的食物而引起的胃肠道黏膜的急性炎症性改变。其病理表现为胃肠道黏膜的充血、水肿、黏液分泌增多,有时伴有出血及糜烂。在我国以夏、秋两季发病率较高,无性别差异,一般潜伏期为12～36小时。

(2)恶心、呕吐、腹泻是急性胃肠炎的主要症状。为什么急性胃肠炎会引起呕吐和腹泻呢?这是通过神经反射作用而产生的。急性胃肠炎时,由于细菌、毒素或胃肠黏膜的炎症,刺激了消化道的感受器,冲动传入延髓的呕吐中枢,引起呕吐中枢兴奋,通过传出神经分别到达胃、膈肌、呼吸肌、腹肌及咽、腭、会厌等处，引起一系列协调运动，而组成了呕吐动作。同时由于肠黏膜的炎症刺激，使肠内容物增多，直接或反射地引起肠蠕动增强，吸收功能减低，而出现腹泻。

（3）由于呕吐和腹泻在某种情况下对人体有一定的保护作用，所以临床上应根据不同情况采取不同措施，如食物中毒或误服毒物，不仅不应给予止泻药，相反，应给予催吐和泻下药，以促进毒物的排出。如果因消化道炎症而引起的呕吐和腹泻，为了减少水盐代谢及电解质平衡失调给机体带来的不良影响，应在积极治疗病因的同时，给予止吐及止泻治疗。

四、预防与治疗

1. 预防

慢性结肠炎的自我保健是预防复发、根治该病的关键所在。

（1）慢性结肠炎患者多是身体虚弱、抵抗力差，尤其是胃肠道易并发感染，因而更应注意饮

结肠炎

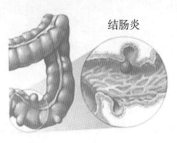

食卫生,不吃生冷、坚硬及变质的食物,禁酒及辛辣刺激性强的调味品。

(2)慢性结肠炎患者还应密切观察自己对各种食品的适应性,注意个体差异。如吃一些本不应对肠道造成影响的食品后腹泻加重,就要找出原因,摸索规律,以后尽量不要食用。

(3)患者平常应加强锻炼,如打太极拳,以强腰壮肾,增强体质。

(4)注意腹部保暖。

(5)除了避免受凉,控制情绪外,饮食是一个非常重要的方面。本病在发作期、缓解期不能进食豆类及豆制品,麦类及面制品,以及大蒜、韭菜、土豆、皮蛋、卷心菜、花生、瓜子等易产气食物。因为一旦进食,胃肠道内气体增多,胃肠动力受到影响,即可诱发本病,甚至加剧症状。

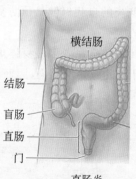

横结肠

结肠

盲肠

直肠

门

直肠炎

(6)柿子、石榴、苹果都含有鞣酸及果胶成分,均有收敛止泻作用,慢性结肠炎可适量食用。

2. 治疗

（1）病原治疗。病毒性肠炎一般不需病原治疗，可自愈。肠毒素性细菌性肠炎一般也不应用抗菌药。侵袭性细菌性肠炎，最好根据细菌药物敏感试验结果选用抗菌药。患细菌性痢疾时，因痢疾杆菌对常用抗菌药广泛耐药，一般可选用复方磺胺甲噁唑（复方新诺明）、吡哌酸、庆大霉素、丁胺卡那霉素等。空肠弯曲菌肠炎可用红霉素、庆大霉素、氯霉素等治疗。耶尔森氏小肠结肠炎杆菌肠炎一般应用庆大霉素、卡那霉素、复方磺胺甲噁唑、四环素、氯霉素等。沙门氏菌肠炎轻型患者可不用抗菌药，重型患者可用氯霉素或复方磺胺甲噁唑。侵袭性大肠杆菌性肠炎用新霉素、多黏菌素和庆大霉素等治疗，可获良好效果。阿米巴痢疾、雅尔氏鞭毛虫和滴虫引起的肠炎，可用甲硝唑（灭滴灵）治疗。血吸虫病可用吡喹酮治疗。白色念珠菌肠炎以制霉菌素口服，疗效较好。伴有全身性真菌感染者，则需应用两性霉素 B 治疗。

（2）中医中药治疗。肠炎属中医学"泻泄"范畴，多属本虚标实之病，常常以虚中挟实的面目出现，但仍以脾虚为主，临床以反复发作，缠绵难愈为其特点。对其治疗也应该从调理脾胃入手，可用健脾和胃的理肠调胃安神

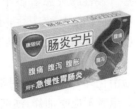

汤随证加减治疗。归纳起来有三个方面：①脾胃虚弱。多因饮食不节，过食寒凉，暴饮暴食；或劳倦过度，情绪不畅，忧思伤脾；或感受外邪等损伤脾胃，脾伤则食后腹胀，腹部疼痛，大便稀或者有黏液，肠鸣坠胀；胃伤则不思饮食。②木不疏土。肝属木主疏泄，脾属土主运化。若平时心情不畅，忧思郁虑，导致肝气不足，不能疏泄脾土，必然影响脾的运化功能，中医称为"木不疏土"。肝木不疏泄脾土，则脾虚失升，清气下流，也会发生泻泄。③火不生土。中医学说的"火"是指肾阳，土是指脾胃。脾的运化功能除肝的疏泄外，还有赖于肾阳的温煦作用。这种作用称为"火能生土"。若肾的阳气不足，不能温煦脾土，导致脾胃的纳化功能减弱，也可发生泻泄。中医称为"火不生土"。临床上，有的患者在鸡叫五更时，腹部作痛，痛即泻泄，手足不温，这便是"火不生土"所致。理肠调胃安神汤治疗的同时配合食疗，可以收到事半功倍之效。

五、护理小贴士

1. 饮食禁忌

慢性肠炎患者多半身体虚弱、抵抗力差，因而更应注意饮食卫生，不吃生冷、坚硬及变质食物，不喝酒，不吃辛辣刺激性强的调味品。

（1）低脂、多纤维。含脂肪太多的食物，除不易消化外，其滑肠作用常会使腹泻症状加重，因此患者不应吃油炸、油煎、生冷及多纤维食物。

（2）对大部分慢性肠炎患者来说，水果也是不能吃的。以为大多水果性属寒凉，会损及脾阳，又易滋生湿邪，困阻脾胃的运化功能，影响疗效。

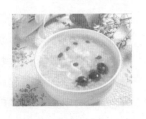

（3）排气、肠鸣过强时，应少吃蔗糖及易产气发酵的食物，如土豆、红薯、白萝卜、南瓜、牛奶、黄豆等。

（4）牛奶富含多种人体必需的营养素和维生素，但大多数慢性肠炎患者却不宜饮用。

2. 饮食注意

对急性肠炎患者，除注意休息和针对病因积极治疗外，在饮食方面应采取易消化、少刺激、温热适度、营养丰富、少食多餐和适时补充水分的原则。

（1）肠炎初期：是肠道急性充血、水肿、发炎和渗出的阶段，此时肠蠕动活跃或处于痉挛状态，其消化吸收功能都比较弱，所以，在起病后8～12小时内，患者可吃流质食物，如粳米粥、藕粉、鸡蛋面糊、细挂面、烩薄面片等。如腹泻严重或出汗较多，还应适当给患者多喝一些汤水，如米汁、菜汤、果汁、淡盐开水等，以补充体内水、维生素和电解质的不足。

（2）肠炎好转期：可给患者吃些容易消化及营养丰富的流质或半流质食物，如粳米粥、细面条、蒸蛋羹、咸饼干等。宜采用少食多餐的方法，每日进食4～5次。需要注意的是，此时不宜喝牛奶和吃大量的糖，因这些食物进入肠道后容易发酵产生大量气体，引起腹胀腹痛，增加患者痛苦。另外，牛奶中含有较多的脂肪，脂肪有润滑肠道、增强肠蠕动的作用，可加重肠道负担，对病情不利。

（3）肠炎恢复期：由于胃肠道尤其是肠道病理生理的改变，此时肠道对食物非常敏感。因此，要特别注意节制饮食，饮食上宜吃些清淡、软烂、温热的食物，避免过早地进食肥肉、油炸、生冷坚硬的食品以及多纤维食物，如芹菜、韭菜、蒜薹等。恢复期后2～3天左右，即可按正常饮食进餐。

3. 肠炎术后应多喝酸奶

（1）肠炎术后，要吃些什么呢？这一直是肠炎患者关注的问题；有的患者常感觉胃口不好或腹胀等肠胃不适，术后喝酸奶可缓解上述不适。

（2）因为肠炎术后，肠道有益菌群平衡被打破，而适量饮用酸奶，可帮助肠道菌群恢复正常。酸奶含大量乳酸菌和双歧杆菌，可及时为肠道"增援"有益菌群数量。另外，乳酸菌能分解牛奶的乳糖形成乳酸，使肠道趋于酸性环境，抑制腐败菌繁殖，为肠道吸收营养扫除障碍。

（3）同时，酸奶的双歧杆菌在发酵过程中会产生醋酸、乳酸等，这些成分能有效抑制硝酸盐还原菌，阻断致炎物质亚硝胺的形成，有防炎的作用。

（4）对于术后胃口不好的肠炎患者，酸酸甜甜的口味能刺激味蕾，增加食欲。此外，酸奶中还含有优质蛋白，喝点酸奶既能补充有益菌群，又能补充营养。需要注意的是，患者最好在饭后喝酸奶，因为肿瘤患者脾胃虚弱，如果有食物垫底，脾胃不会受到太大刺激，从而使酸奶更好地发挥作用。

12

毒蛇咬伤

一、疾病简介

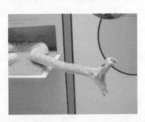

毒蛇,指能够分泌毒液的蛇。毒蛇一般体形不大,头呈三角形状,有毒牙。毒蛇的毒液一般储藏在毒牙中,在捕捉猎物或者自卫的时候通过毒牙喷出毒液,或者是咬住攻击对象之后再把毒液通过毒牙注射到攻击对象的体内。当毒液进入人体血管之后,毒液会通过血液循环流遍全身,从而使局部乃至全身分别引起不同的中毒症状,若不及时处理甚至可能会丧命。

二、常见病因

毒蛇头部有毒牙、排毒导管和毒腺,毒腺位于头侧眼后下方的皮肤下面。当毒蛇咬人时,毒腺中的毒液通过排毒导管输送到毒牙而注入咬伤的伤口内。毒液主要经淋巴和血循环扩散,引起局部的和全身中毒症状。

三、常见症状

蛇毒主要含蛋白质、多肽类和多种酶,依成

分不同分为神经毒、血液循环毒和混合毒3种,毒素不同其临床表现也有差异。

（1）血液循环毒素中毒。见于蝰蛇、五步蛇和竹叶青蛇咬伤。咬伤局部剧痛、红肿、出血、水疱、皮下瘀斑或组织坏死,引起淋巴管炎和淋巴结炎,伤口不易愈合,并迅速向肢体近端蔓延。全身反应多在咬伤2～3小时出现,有发热、胸闷、心慌、气短、恶心、呕吐等。重者出现皮肤黏膜出血、呕血、便血、尿血、鼻出血等,可有溶血性黄疸,还可出现心律失常、心肌损害、心力衰竭甚至休克,有的出现急性肝、肾衰竭。

（2）神经毒素中毒。主要由金环蛇、银环蛇、部分蝮蛇和海蛇咬伤引起。咬伤局部症状相对较轻,伤口可仅有轻度红肿、麻木、流血不多,所以往往易被忽视。在咬伤后1～3小时,开始出现全身症状并迅猛发展,有视物模糊、眼睑下垂、声音嘶哑、言语和吞咽困难,恶心、呕吐、牙关紧闭、共济失调、瞳孔散大、光反射消失、大小便失禁。严重者肢体瘫痪、惊厥、昏迷、休克、呼吸麻痹以至呼吸停止。虽然神经毒素的症状很重,但病程较短,只要度过前两天的危险期,一般均可恢复。

（3）混合毒素中毒。见于眼镜蛇、眼镜王蛇和蝮蛇咬伤。兼有以上两者的特点,但又有所侧重,如眼镜蛇咬伤以神经毒素为主,蝮蛇咬伤以血液循环毒素为主。

四、预防与治疗

1. 预防

蛇咬伤严重地威胁着广大劳动者的身体健康,应在危害最大的地区,采取积极的预防措施,尽量减少蛇咬伤的发病率,降低病死率。首先要建立健全的蛇伤防治网,从组织上及人力上予以落实,做到任务明确,专人负责。其次要发动群众搞好住宅周围的环境卫生,彻底铲除杂草,清理乱石,堵塞洞穴,消灭毒蛇的隐蔽场所,经常开展灭蛇及捕蛇工作。同时要搞好预防蛇伤的基本知识。

在野外从事劳动生产的人员,进入草丛前,应先用棍棒驱赶毒蛇。在深山丛林中作业与执勤时,要随时注意观察周围情况,及时排除隐患,应穿好长袖上衣,长裤及鞋袜,必要时戴好草帽。遇到毒蛇时不要惊慌失措,应采用左、右拐弯的走动来躲避追赶的毒蛇,或是站在原处,面向毒蛇,注意来势左右避开,寻找机会拾起树枝自卫。四肢涂擦防蛇药液及口眼蛇伤解毒片,均能起到预防蛇伤的作用。

2. 治疗

毒蛇咬伤后现场急救很重要,应采取各种措施,迅速排出毒并防止毒液的吸收与扩散。到达有条件的医疗站后,应继续采取综合措施,

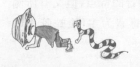

如彻底清创,内服及外敷有效的蛇药片,抗蛇毒血清的应用及全身的支持疗法。

1) 阻止毒液吸收

(1) 绑扎法:是一种简便而有效的方法,也是现场容易办到的一种自救和互救的方法。即在被毒蛇咬伤后,立即用布条类、手巾或绷带等物,在伤肢近侧 5～10 cm 处或在伤指(趾)根部予以绑扎,以减少静脉及淋巴液的回流,从而达到暂时阻止蛇毒吸收的目的。在后送途中应每隔 20 分钟松绑一次,每次 1～2 分钟,以防止伤肢淤血及组织坏死。待伤口得到彻底清创处理和服用蛇药片 3～4 小时后,才能解除绑带。

(2) 冰敷法:有条件时,在绑扎的同时用冰块敷于伤肢,使血管及淋巴管收缩,减慢蛇毒的吸收。也可将伤肢或伤指浸入 4～7℃的冷水中,3～4 小时后再改用冰袋冷敷,持续 24～36 小时即可,但局部降温的同时要注意全身的保暖。

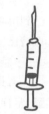

(3) 伤肢制动:受伤后走动要缓慢,不能奔跑,以减少毒素的吸收,最好是将伤肢临时制动后放于低位,送往医疗站。必要时可给适量的镇静药物,使患者保持安静。

2) 促进蛇毒的排出及破坏

(1) 存留在伤口局部的蛇毒,应采取相应措施,促使其排出或破坏。最简单的方法是用嘴吸吮,每吸一次后要作清水漱口,也可用吸乳器械拔火罐等方法,吸出伤口内之蛇毒,效果也较满意。

（2）伤口较深并有污染者，应彻底清创。消毒后应以牙痕为中心，将伤口作"＋"或"＋＋"形切开，使残存的蛇毒便于流出，但切口不宜过深，以免伤及血管。

（3）胰蛋白酶局部注射有一定作用，它能分解和破坏蛇毒，从而减轻或抑制患者的中毒症状，用法是用生理盐水 2～4 ml 溶解胰蛋白酶后，在伤口基底层及周围进行注射，12～24 小时后可重复注射。注射呋塞米（速尿）、利尿酸钠或甘露醇等，可加速蛇毒从泌尿系的排出。

3）抑制蛇毒作用

主要是内服和外敷有效的中草药和蛇药片，达到解毒、消炎、止血、强心和利尿作用。抗蛇毒血清已广泛用于临床，对同种毒蛇咬伤效果较好。

4）全身支持疗法

毒蛇咬伤后的数天内病情较重，中毒症状明显，常伴有不同程度的水电解质紊乱和休克。严重者会出现呼吸衰竭，心力衰竭，急性肾衰竭，溶血性贫血。因而积极的全身治疗及纠正主要脏器的功能是重要的。

五、护理小贴士

1. 毒蛇咬伤的判定

被毒蛇咬伤后切忌惊慌，首先要判明是否为毒蛇咬伤。这可通过蛇的牙痕进行判断，无毒蛇的牙痕多呈一排或两排，而毒蛇的牙痕则多呈两点（一对）或数点（2～3对）。

2. **毒蛇咬伤救治**

（1）毒物的吸收和扩散。不要惊慌奔走，更不要奔跑，要保持镇静，以免加速毒物的吸收和扩散。

（2）立刻对伤口进行局部处理。立即在伤口近心端 2～3 cm 处用绳带结扎，每 15 分钟左右放松 1 分钟，防止肢体缺血坏死。

（3）尽快到医院急诊室进行处理。伤口切开、冲洗、吸毒和排毒。

（4）特效解毒。抗毒血清应用越早越好，最好选用多价抗毒血清。

（5）蛇药治疗。可选用南通蛇药、上海蛇药等局敷或口服。

（6）对症及支持治疗。防止继发感染等。

13

腹泻

一、疾病简介

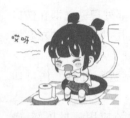

腹泻是一种常见症状,俗称"拉肚子",是指排便次数明显超过平日习惯的频率,粪质稀薄,水分增加,每日排便量超过 200 g,或含未消化食物或脓血、黏液。

二、常见病因

腹泻分急性和慢性两类。急性腹泻发病急剧,病程在 2～3 周之内。慢性腹泻指病程在 2 个月以上或间歇期在 2～4 周内的复发性腹泻。

1. 急性腹泻

(1)细菌感染:人们在食用了被大肠杆菌、沙门菌、志贺菌等细菌污染的食品,或饮用了被细菌污染的饮料后可能发生肠炎或菌痢,出现不同程度的腹痛、腹泻、呕吐、里急后重、发热等症状。

(2)病毒感染:人体通过食物或其他途径感染多种病毒(如轮状病毒、诺瓦克病毒、柯萨奇病毒、埃可病毒等)后易引起病毒性腹泻,出现腹痛、腹泻、恶心、呕吐、发热及全身不适等症状。

（3）食物中毒：由于进食被细菌及其毒素污染的食物，或摄食未煮熟的扁豆等引起的急性中毒性疾病。变质食品、污染水源是主要传染源，不洁手、餐具和带菌苍蝇是

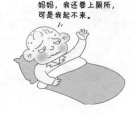

妈妈，我还要上厕所，可是我起不来。

主要传播途径。患者可出现呕吐、腹泻、腹痛、发热等急性胃肠道症状。

（4）喜食生冷食物，常饮冰啤酒，结果可导致胃肠功能紊乱，肠蠕动加快，引起腹泻。

（5）消化不良，饮食无规律、进食过多、进食不易消化的食物，或者由于胃动力不足导致食物在胃内滞留，引起腹胀、腹泻、恶心、呕吐、反酸、胃灼热、嗳气（打嗝）等症状。

（6）着凉：夏季炎热，人们喜欢呆在空调房内或开着空调睡觉，腹部很容易受凉，致使肠蠕动加快导致腹泻。

2. 慢性腹泻

慢性腹泻的病期在 2 个月以上，病因比急性腹泻更复杂，因此诊断和治疗有时很困难。

（1）肠道感染性疾病：①慢性阿米巴痢疾；②慢性细菌性疾病；③肠结核；④梨形鞭毛虫病、血吸虫病；⑤肠道念珠菌病。

（2）肠道非感染性炎症：①炎症性肠病（罗恩病和溃疡性结肠炎）；②放射性肠炎；③缺血性结肠炎；④憩室炎；⑤尿毒症性肠炎。

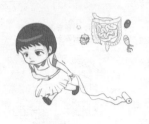

（3）肿瘤：①大肠癌；②结肠腺瘤病（息肉）；③小肠恶性淋巴瘤；④胺前体摄取脱羧细胞瘤、胃泌素瘤、类癌、肠血管活性肠肽瘤等。

（4）小肠吸收不良：①原发性小肠吸收不良；②继发性小肠吸收不良。

三、常见症状

起病急，可伴发热、腹痛。病变位于直肠和（或）乙状结肠的患者多有里急后重，每次排便量少，有时只排出少量气体和黏液，粉色较深，多呈黏冻状，可混血液。小肠病变的腹泻无里急后重，粪便不成形，可成液状，色较淡，量较多。慢性胰腺炎和小肠吸收不良者，粪便中可见油滴，多泡沫，含食物残渣，有恶臭。霍乱弧菌所致腹泻呈米泔水样。血吸虫病、慢性痢疾、直肠癌、溃疡性结肠炎等病引起的腹泻，粪便常带脓血。

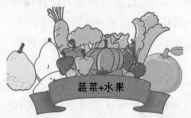

蔬菜+水果

蔬菜水果中的粗纤维，会促进肠道促动，增加排便次数，加重腹泻。

四、预防与治疗

1. 预防

（1）养成良好的卫生习惯，看护人和小儿饭前便后要用香皂彻底洗净双手；

（2）保证饮用洁净水；

（3）不吃变质食物，生吃的瓜果要洗净；

2. 治疗

1）病因治疗

（1）抗感染治疗。根据不同病因，选用相应的抗生素。

（2）其他。如乳糖不耐受症不宜用乳制品，成人乳糜泻应禁食麦类制品。慢性胰腺炎可补充多种消化酶。药物相关性腹泻应立即停用有关药物。

2）对症治疗

（1）一般治疗。纠正水、电解质、酸碱平衡紊乱和营养失衡。酌情补充液体，补充维生素、氨基酸、脂肪乳剂等营养物质。

（2）黏膜保护剂。双八面体蒙脱石、硫糖铝等。

（3）微生态制剂。如双歧杆菌可以调节肠道菌群。

（4）止泻剂。根据具体情况选用相应止泻剂。

（5）其他。山莨菪碱（654-2）、溴丙胺太林、阿托品等具解痉作用，但青光眼、前列腺肥大者、

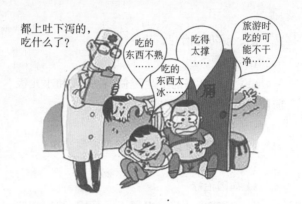

严重炎症性肠病患者慎用。

五、护理小贴士

（1）严重腹泻时，需要暂时禁食，让肠道得到充分休息。这时候可以少量多次地喝葡萄糖＋补液盐溶液，如果能喝下液体，先从清淡流食和半流食开始。

（2）轻度恢复期时肚子就不是很疼了，腹泻次数也减少了，可以开始进食了。最好是低脂肪少渣半流食，以淀粉为主，含少量蛋白质。比如粳米粥、小米粥、很软的蛋花汤面、山药莲子糊和藕粉羹。

（3）从烹调方法来说，这时候一定要吃蒸煮食物，还可以考虑炖食，油炒和油煎都不合适。

（4）腹泻期应避免的食物。①甜食和冷饮。肠道感染期间吃甜食不利于消化，生冷的食物或饮品会促进肠道运动，加剧腹泻，此时应吃温热的食物。生的蔬菜水果：这类食物纤维比较硬，有渣，对发炎的肠道有刺激，尤其应避免吃带籽的水果。②高脂肪的食物。如香肠，培根，火腿，烤串等高脂肪食物会给肠胃带来负担，同时加工肉制品中所 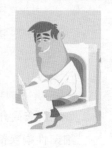 含的成分对受损的消化道也是不利的。③牛奶和豆浆。牛奶中蛋白质含量过高不是很容易被分解，会加重肠胃的负担，在大肠中引起胀气，不利于康复。豆浆中所含的低聚糖物质会促进肠道蠕动，会加重患者腹泻。④腹泻恢复期还要避免吃各种市售零食，特别是路边摊上的，卫生得不到保障。

痢疾

一、疾病简介

细菌性痢疾简称菌痢,是由志贺菌(也称痢疾杆菌)引起的肠道传染病。本病主要经粪-口传播,夏、秋季可引起流行。临床以腹痛、腹泻、里急后重、大便脓血为主要症状,可伴有发热及全身毒血症状,严重者可出现感染性休克和(或)中毒性脑病。

二、常见病因

(1)本病以直肠、乙状结肠的炎症与溃疡为主要病变。因为痢疾杆菌侵袭后产生内、外毒素使肠黏膜受损,病变部位有多核细胞浸润,形成脓肿或溃疡。病变局部肠系膜淋巴结充血肿大。中毒性菌痢主要病理变化是全身小动脉血管壁渗透性增加,使血管壁周围组织严重水肿,内脏器官(如脑、肝、肾及肾上腺等)出现水肿。

(2)当人抵抗力降低时,痢疾杆菌经胃进入小肠大量繁殖,有些死亡了的细菌释放出内毒素,刺激肠壁使其通透性增加。被吸收到血流的毒素,最后可从结肠黏膜排出,使结肠过敏和引起黏膜损害,在此基础上,痢疾杆菌和肠道其他细菌在黏膜表面和黏膜下繁殖,进一步产生破坏作用,引起炎症反应。

　　(3) 发病的初期,痢疾杆菌分泌的内毒素和炎症刺激肠壁神经末梢,而引起肠管痉挛、肠蠕动增加、肠壁

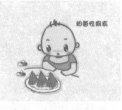

吸收水分减少以及肠壁血管浆液渗出,并出现腹泻;此后,肠黏膜弥漫性充血水肿,大量中性粒细胞浸润,伴有大量黏液及纤维素渗出,最后形成溃疡、出血,才出现黏液脓血便。

三、临床表现

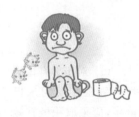

　　急性菌痢按临床表现分为 4 型,即普通型、轻型、重型和中毒型。

　　(1) 普通型。急性起病,体温达 39～40℃,伴有恶心、呕吐、腹痛、腹泻症状。每天大便 10～20 次,初为稀便或呈水泻,继后呈脓血便,左下腹压痛伴肠鸣音亢进,里急后重明显。如能及时治疗,可于数天内痊愈。

　　(2) 轻型。较普通型全身毒血症状和肠道症状表现轻,里急后重等症状不明显,易误诊为肠炎或结肠炎。

　　(3) 重型。高热、呕吐、腹痛、里急后重明显,排脓血便,每日达数十次,严重者出现脱水和酸

中毒症状。

(4) 中毒型。此型多见于 3～7 岁儿童,分为3 种。①休克型:早期患儿面色灰白,口周青紫,肢端发冷,指趾甲苍白,心率和呼吸增快。随病情发展,面色变灰,指趾甲、口唇发绀,皮肤发花,心率每分钟达 160 次以上,心音低钝,脉细弱,意识不清。晚期伴心力衰竭、休克肺、弥散性血管内凝血(DIC)等。②脑型:多见于学龄前儿童,乳儿和学龄儿童相对少见。③混合型:兼有上两型的表现,病情最为凶险,病死率很高(90％以上),该型实质上包括循环系统、呼吸系统及中枢神经系统等多脏器功能损害与衰竭。

四、预防与治疗

1. 预防

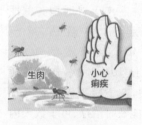

(1) 对于具有传染性的细菌性及阿米巴痢疾,应采取积极有效的预防措施,以控制痢疾的传播和流行;如搞好水、粪的管理,饮食管理,消灭苍蝇等。

(2) 在痢疾流行季节,可适当食用生蒜瓣,每次 1～3 瓣,每天 2～3 次;或将大蒜瓣放入菜食之中食用;亦可用马齿苋、绿豆适量,煎汤饮用;对防止感染有一定作用。

(3) 痢疾患者,须适当禁食,待病情稳定后,予清淡饮食为宜,忌食油腻荤腥之品。

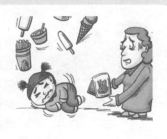

（4）搞好环境卫生,加强厕所及粪便管理,消灭苍蝇孳生地,发动群众消灭苍蝇。

（5）加强饮食卫生及水源管理,尤其对个体及饮食摊贩做好卫生监督检查工作。对集体单位及托幼机构的炊事员、保育员应定期检查大便,做细菌培养。

（6）加强卫生教育,人人做到饭前便后洗手,不饮生水,不吃变质和腐烂食物,不吃被苍蝇沾过的食物。不要暴饮暴食,以免胃肠道抵抗力降低。

2. 治疗

（1）常规疗法。患儿要卧床休息、隔离和采用消毒措施。饮食以流食或半流食为主,吐泻、腹胀重的患儿可短期禁食。

（2）抗生素疗法。喹诺酮类药物,抗菌谱广,口服吸收好,不良反应少,可作为首选药物,首选环丙沙星。孕妇及哺乳期妇女如非必要不宜使用。

（3）吸附疗法。可给予蒙脱石（思密达）,其对细菌和毒素有强大的吸附作用,并可抑制细菌生长,还可与黏液蛋白结合并相互作用,加强肠道黏膜屏障作用。

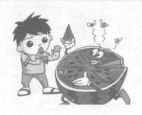

（4）微生态疗法。可用含双歧杆菌制剂。它通过与肠道黏膜上皮细胞结合，起占位性保护作用，抑制细菌入侵，维持肠道微生态平衡。

（5）补液疗法。根据脱水情况决定补液方法和补液量。

五、护理小贴士

（1）对于具有传染性的细菌性及阿米巴痢疾，应采取积极有效的预防措施，以控制痢疾的传播和流行；如搞好水、粪的管理，饮食管理，消灭苍蝇等。

（2）在痢疾流行季节，可适当食用生蒜瓣，每次1～3瓣，每天2～3次；或将大蒜瓣放入菜食之中食用；亦可用马齿苋、绿豆适量，煎汤饮用；对防止感染有一定作用。

（3）痢疾患者，须适当禁食，待病情稳定后，予清淡饮食为宜，忌食油腻荤腥之品。

皮炎性湿疹

一、疾病简介

皮炎性湿疹是一种常见的由多种内外因素引起的表皮及真皮浅层的炎症性皮肤病。

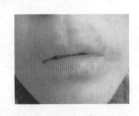

二、常见病因

皮炎性湿疹的发病原因非常复杂,简单地分为内在因素和外在因素。

1. 内因

患者的过敏体质是本病的重要因素,与遗传有关,可随年龄、环境改变,神经因素如忧虑、紧张、情绪激动、失眠、劳累等也可能诱发或使病情加重。此外,内分泌、代谢及胃肠功能障碍,感染病灶等与发病也有关系。

2. 外因

如:日光、湿热、干燥、搔抓、摩擦、化妆品、肥皂、皮毛、燃料、人造纤维等均可诱发湿疹。某些食物如鱼、虾、蛋等也可诱发湿疹。

3. 其他因素

随着对疾病研究的不断深入,发现微生物在皮炎湿疹的发生发展中扮演重要的角色——它们参与、加重了疾病。研究表明，在患者皮炎湿疹发病部位，真菌和细菌的数量远远高于正常人群同一部位的带菌数量。不良生活习惯，如：常用过热的水洗脸，或过频地使用香皂、洗面奶等皮肤清洁用品，平时不注意对紫外线的防护等，这些因素刺激都会改变或损害皮肤的保护屏障和血管调节功能。

三、常见症状

湿疹可发生在任何部位，常对称分布。急性期好发于头面、耳、手、足、前臂、小腿等暴露部位，严重者扩展至全身；慢性期好发于手、足、小腿、肘窝、股部、乳房、外阴。湿疹的病因很复杂，与遗传、免疫、环境、生理、药理均有关系，其表现形式绵延不断，此起彼落，自体播散，甚至可遍及全身，但湿疹并不传染，如果经久不愈，多数可自体扩展。根据皮损特点可分为急性、亚急性和慢性湿疹。三者并无明显界限，可以相互转变。

1. 急性湿疹

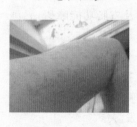

急性湿疹为多数粟粒大红色丘疹、丘疱疹或水疱，尚有明显点状或小片状糜烂、渗液、结痂。损害境界不清。合并感染时可出现脓疱、脓性渗出及痂屑等。

2. 亚急性湿疹

常因急性期损害处理不当迁延而来，皮损以

红色丘疹、斑丘疹、鳞屑或结痂为主,兼有少数丘疱疹或水疱及糜烂渗液。

3. 慢性湿疹

多有急性、亚急性湿疹反复不愈转化而来,皮损为暗红或棕红色斑或斑丘疹,常融合增厚呈苔藓样变,表面有鳞屑、抓痕和血痂,周围散在少数丘疹、斑丘疹等,主要症状是剧烈瘙痒。皮损在一定诱因下可急性发作。

常见特定部位的湿疹有耳湿疹、手足湿疹、乳房湿疹、肛门外生殖器湿疹、小腿湿疹等。

四、预防与治疗

1. 预防

(1)忌口。忌辛辣、忌海鲜、忌狗肉、忌牛羊肉。关于忌口,也有不同说法,有专家认为,忌口应该视个体差异而定,一味忌口,将使人体丧失大量营养,不利于病情好转。

(2)溶血性链球菌感染是本类病的一诱发因素,尽可能地避免感冒、扁桃体炎、咽炎的发生。一旦发生应积极对症治疗,

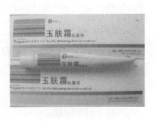

以免加重病情。经常因扁桃体化脓而诱发本病或加重本病的建议行扁桃体摘除术(对于此条扁桃体摘除,应该慎重)。

(3)消除精神紧张因素,避免过于疲劳,注意

休息。

（4）居住条件要干爽、通风、便于洗浴。

（5）在日常用药中，抗疟药、β受体阻滞剂均可诱发或加重病情。

（6）内分泌变化、妊娠均可诱发本病并使其加重。

（7）多食富含维生素类食品，如新鲜水果、蔬菜等。

（8）清洗患处时，动作要轻揉，不要强行剥离皮屑，以免造成局部感染，如红、肿、热、痛等，影响治疗，使病程延长。

2. 治疗

1）一般疗法

寻找病因，隔绝过敏原，避免皮肤接触，禁食酒类及易过敏、辛辣刺激性食物，避免过度疲劳和精神过度紧张，注意皮肤卫生，不用热水烫洗皮肤，不乱用刺激性较强的药物，积极治疗全身性疾患。

2）全身治疗

西药以止痒抗过敏为主，可选用抗组胺类药物、钙剂。草本霜治疗以清热利湿、疏风清热、养血疏风润燥为主。

3）药物疗法

（1）含皮质激素的药物外擦湿疹疗效是肯定的，对轻症或范围小的湿疹可以选择；对面积大的湿疹或反复发作的湿疹，如果频繁、大量或长期使用含皮质激素的药物，会有全身和皮肤局部的不良反应,全身不良反应先不说,其皮肤局部不良反应则提醒我们要慎重选择。所以尽量避免较长时间或短期大剂量外用皮质激素类药物,草本霜克服了这一弊端,每天两次坚持使用,治疗安全彻底。

（2）含皮质激素药物的皮肤局部较突出的不良反应是药物依赖性皮炎和反跳性皮炎。药物依赖性皮炎指湿疹不能停用皮质激素类药物。反跳性皮炎指使用含皮质激素外用药后,湿疹病情可以迅速好转,但一旦停药后,在一两天内用药部位(特别是面部)可发生赤红、触痛、瘙痒、裂口、脱屑,以致发生脓疱,湿疹更加重,当重新使用激素药物后,病情很快好转或消失;如再停药,反跳性皮炎复发,而且比以前更严重。

4）外治药方

湿疹除内服用药(食)外,同时配合外治法,疗效会更好。

五、护理小贴士

治疗皮炎应注意的禁忌如下。

（1）忌搔抓。搔抓可使皮肤不断遭受机械性刺激而变厚,甚至引起感染。搔抓还起强化作用,患者越搔越痒,越痒越抓,形成恶性循环,病程因而延长。

（2）忌热水烫洗。皮炎、湿疹在急性期,由于皮内毛细血管扩张,会有不同程度的皮肤红肿、丘疹、水疱。用热水烫洗或浸泡,红肿加重,渗透液增多，加重病情。因此，皮炎、湿疹患者宜用温水淋浴，切忌在热水内浸泡和用力搓擦。

（3）忌盲目用药。皮炎、湿疹病程较长，易反复，患者要配合医生耐心治疗。有的人治疗心切，未经医生诊治在皮损处涂高浓度的皮质类激素止痒药，反而加重病情。因此，切忌擅自用药。

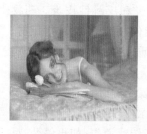

（4）忌肥皂洗澡。特别是碱性大的肥皂，对皮肤是一种化学性刺激，可使皮炎、湿疹加重。若需用肥皂去污时，最好选择刺激性小的硼酸皂。

（5）禁忌食物。辣椒、酒、浓茶、咖啡等刺激性食物，可诱发或加重湿疹，都应禁忌。

16

日光性皮炎

一、疾病简介

日光性皮炎即日照性皮炎,又称日晒伤或晒斑,为正常皮肤经暴晒后产生的一种急性炎症反应,表现为红斑、水肿、水疱和色素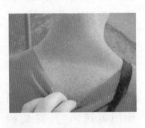沉着、脱屑。本病春末夏初多见,好发于妇女、滑雪者及水面工作者,其反应的强度与光线强弱、照射时间、个体肤色、体质和种族等有关。

二、常见病因

本病的作用光谱主要是中波紫外线(UVB),正常皮肤经紫外线辐射使真皮内多种细胞释放组胺、5-羟色胺、激肽等炎症介质,使真皮内血管扩张、渗透性增加。

三、常见症状

春末夏初季节日晒数小时至十余小时后,在曝光部位出现境界清楚的红斑,鲜红色,严重者可出现水疱、糜烂;随后红斑颜色见变暗、脱屑,留有色素沉着或减退。自觉烧灼感或刺痛感,常影

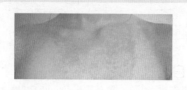

响睡眠。轻者 2～3 天内痊愈，严重者 1 周左右才能恢复。个别患者可伴发眼结膜充血、眼睑水肿。日晒面积广者，可引起全身症状，如发热、畏寒、头痛、乏力、恶心和全身不适等，甚或心悸、谵妄或休克。

四、预防与治疗

1. 预防

（1）防光，要做到出门戴遮阳帽，穿长袖浅色衬衫，抹防晒霜（最好是物理防晒）。

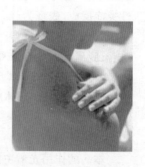

（2）少吃或不吃光敏性食物及光敏性药物。如香菇、刀豆、无花果、芹菜、野菜等，喹诺酮类药物（环丙沙星、氧氟沙星）、利尿降压药物等，辣椒、海鲜也少吃。

（3）瘙痒时避免搔抓，外用皮炎宁酊、炉甘石洗剂等，晚上温水洗澡，口服抗组胺药物、金菌灵等，也可肌内注射卡介菌多糖核酸。

2. 治疗

（1）轻者用抗组胺药，重者或疗效欠佳者口服小剂量糖皮质激素、阿司匹林或吲哚美辛。

（2）轻者局部外用炉甘石洗剂，稍重者行冷敷、糖皮质激素霜或 2.5% 吲哚美辛溶液。

五、护理小贴士

（1）一般在暴晒后数小时内，暴露部位出现皮肤红肿、灼热、疼痛，重者皮肤可见肿胀、水疱、灼痛，破后糜烂结痂。如果日晒面积广泛时，会伴有发热、头痛、恶心、呕吐等症状，这就是日光性皮炎。

（2）由日光中的中波紫外线过度照射后，引起皮肤被照射的部位出现急性炎症反应。由于中波紫外线作用浅表，仅表现在皮肤的表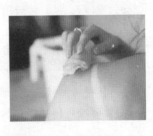皮。且日光强烈照射后会很快造成皮肤表皮角朊细胞坏死，并释放介质导致真皮血管扩张，从而引起组织水肿。随后黑素细胞在日光的强烈照射下，加速合成黑素，从而使被晒皮肤变黑。

（3）患了日光性皮炎，可取生石膏 15 g，大黄 12 g，薏苡仁 10 g，知母 6 g，太子参 10 g，甘草 3 g。水煎 3 遍，共得煎液 600 ml，冷却以后分 3 次服用。还有取千里光 50 g，大黄 30 g，将上药放入 70% 酒精 400 ml 中浸泡一周后备用，用时可用棉签蘸药液涂擦患处，每天 3~4 次。适用于轻度日光性皮炎。

17

蚊虫叮咬

一、疾病简介

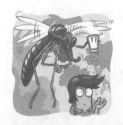

蚊虫叮咬是蚊虫用口器刺穿皮肤并以血液为食后出现的痒疙瘩。肿块通常在几天内自行消退。偶尔蚊虫叮咬会引起大面积肿胀、疼痛和发红。蚊虫叮咬还可传播一些疾病,如雌性按蚊叮咬可传播疟疾;白蛉叮咬可传播黑热病。

二、常见病因

（1）蚊虫通过其口器刺伤皮肤,其唾液或毒液侵入皮肤,由于蚊虫的唾液或毒腺的浸出液中含有多种抗原成分,这些抗原在进入人体皮肤后可与抗体产生变应性反应而引起炎症。蚊虫叮咬是由雌性蚊子取血引起的。雌蚊有一个用来刺穿皮肤和吸走血液的口器。

（2）当叮咬蚊子充满血液时,它会将唾液注入你的皮肤。唾液中的蛋白质会引发轻微的免疫系统反应,导致特有的瘙痒和肿块。

（3）蚊子通过评估气味、呼出的二氧化碳和汗液中的化学物质来选择受害者。

三、常见症状

（1）咬后出现水肿、白色和微红的肿块。

（2）咬伤后 1 天左右出现的硬的、发痒的、红棕色的肿块或多个肿块。

（3）小水泡代替硬疙瘩。

（4）看起来像淤伤的黑斑。

四、预防与治疗

1. 预防

（1）避免和排除蚊子。

（2）避免在蚊虫最活跃的时候（从黄昏到黎明）进行户外活动。

（3）修理窗户、门和野营用具上的纱窗。

（4）在婴儿推车和婴儿床上或在户外睡觉时使用蚊帐。

（5）使用驱虫剂、避蚊胺、淫羊藿苷（也称为皮卡汀）、柠檬桉油（一种植物基化合物）。这些驱虫剂能暂时驱除蚊子和蜱。避蚊胺可提供更持久的保护。无论您选择哪种产品，请在应用标签之前先阅读标签。如果你正在使用喷雾驱虫剂，在户外和远离食物的地方使用。

2. 治疗

（1）用西瓜皮反复擦拭蚊虫叮咬处，即可止痒，芦荟的汁液涂抹于患处亦可止痒。

（2）取少量藿香正气水，涂抹于被叮咬处，半小时左右，瘙痒既可减轻或消除。

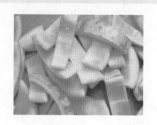

（3）取少许牙膏，或碾碎的薄荷敷在被叮咬处，立刻会感到清凉惬意，痒意顿消。

（4）取一两片阿司匹林，碾成粉末，用凉水调成糊状，涂抹于患处，也可减轻或消除瘙痒。

（5）喝粥时，不妨等上几分钟，待表面凝成了一层薄膜后，将其涂在蚊虫叮咬处，亦可止痒。

上述方法中的前3种，适用于蚊虫叮咬等急性瘙痒。西瓜等蔬菜瓜果的汁液、藿香正气水里的乙醇蒸发时能够带走热量，可以收缩被叮咬处的毛细血管，减少炎症的面积，达到止痒的目的。此外，牙膏里含有薄荷成分，而薄荷里的龙脑本身就具有清凉止痒的功效。常用外用中药，每天2次，治疗彻底。

五、护理小贴士

防蚊虫叮咬小窍门。

（1）检查家里盆盆罐罐、地漏、下水道、花盆等有积水处，有盖子的盖上，能换水的勤换水。地漏、下水道等处防止积水，并时常喷点杀虫剂，不给蚊子生存空间。

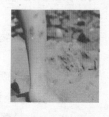

（2）针对蚊子趋光、喜高温阴暗潮湿环境和

昼伏夜出的习性,可在傍晚关闭室内灯光,打开门窗,待蚊虫飞到室外,再紧闭纱窗纱门,避免蚊子飞入。

(3)在卧室内放置几盒揭盖的清凉油和风油精,将樟脑丸磨碎、撒在屋内墙角可以驱蚊。有条件的可在卧室摆放一两盆驱蚊鲜花,如驱蚊草、夜来香、茉莉花、杜鹃花、驱蚊菊之类的。

(4)浴液中加维生素 B_1。维生素 B_1 所散发出的特殊气味,可使蚊虫敬而远之,达到驱蚊防虫效果。将 3~5 片维生素 B_1 放在水中溶解,用卫生棉球蘸其溶液擦拭暴露在外的肢体,可以在 2 天内起到防蚊虫叮咬的作用。

(5)要多吃蔬菜,尤其是碱性蔬菜,蔬菜中有一些蚊子不喜欢的气味,如含胡萝卜素的蔬菜及大蒜等有辛辣味的蔬菜。

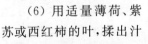

(6)用适量薄荷、紫苏或西红柿的叶,揉出汁涂于人体裸露的皮肤上,可以防止蚊子叮咬。或者在灯下挂一把香葱,或用纱袋装几根葱段有助于驱蚊。

(7)平安记艾香驱蚊乳液,草本特有驱蚊气味让蚊虫无隙可乘。特别添加薄荷精油等中药成分,有清凉止痒、消炎杀菌之效,祛除蚊虫叮咬的痒痛,让宝宝睡得舒适。

18

细菌性食物中毒

一、疾病简介

细菌性食物中毒指由于进食被细菌或其毒素所污染的食物而引起的急性感染中毒性疾病。

二、常见病因

食物或水被细菌和(或)其毒素污染。

三、常见症状

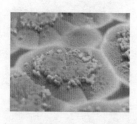

因类型而异。一般由活菌引起的感染型细菌性食物中毒多有发热和腹泻,如沙门氏菌食物中毒时,体温可达38~40℃,还有恶心、呕吐、腹痛、无力、全身酸痛、头晕等。粪便可呈水样,有时有脓血、黏液。严重病例可发生抽搐、甚至昏迷。老、幼、体弱者若不及时抢救,可发生死亡。副溶血性弧菌食物中毒,起病急、发热不高、腹痛、腹泻、呕吐、脱水、大便为黄水样或黄糊状,1/4病例呈血水样或洗肉水样,病程1~7天多可恢复。细菌毒素引起的细菌性食物中毒,常无发热。葡萄球菌肠毒素食物中毒的主要症状为恶心、剧烈反复呕吐、上腹痛、腹泻等。肉毒中毒的主要症状为头晕、头痛、视力模糊、眼睑下垂、张目困难、复视，随之出现吞咽困难、声音嘶哑等，最后可因呼吸困难而死亡。

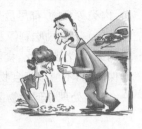

四、预防与治疗

1. 预防

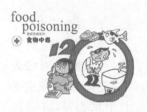

（1）不要吃不新鲜食物。购买鱼、肉、海鲜等生鲜食物时，要注意其新鲜度，若在超市购买，注意其储藏柜是否够冷。购买鲜鱼时，要注意鱼的黑眼珠是否发亮；若眼睛充血，就不算新鲜了。购买后，尽速回家冷藏，以保食物新鲜，不要在路途上耽搁太久。

（2）为了避免熟食受到生食交叉污染，生食与熟食应该分开处理。家中可准备 3 个砧板，一个处理生的鱼、肉、海鲜，一个切水果或处理做沙拉用的蔬菜，另一个处理一般烹调用的蔬果。这样就可以避免生、熟食的交互感染，减少食物中毒的风险。同时，厨房里所用的刀及砧板，必须彻底洗烫干净，彻底消灭可能污染食物的细菌。

（3）烹调食物时要煮至全熟才吃，无论海鲜、鱼、肉类等食物,都尽量烹调至熟透再吃。

(4)不鼓励吃剩饭及剩菜。隔夜的饭菜营养所剩无几,若真要吃,食前还要加热煮透。冰箱并非保险箱,不应该把食物储存在冰箱内太久。

(5)处理任何食物前,记得先把双手洗干净。

2. 治疗

1)一般治疗

本病常有自限性,仅需卧床休息,早期饮食应为易消化的流质或半流质饮食,病情好转后可恢复正常饮食。沙门菌食物中毒应床边隔离。

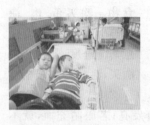

2)对症治疗

呕吐、腹痛明显者,可口服溴丙胺太林(普鲁本辛)或皮下注射阿托品,亦可注射山莨菪碱。能进食者应给予口服补液。剧烈呕吐不能进食或腹泻频繁者,给予糖盐水静滴。出现酸中毒酌情补充5%碳酸氢钠注射液或11.2%乳酸钠溶液。脱水严重甚至休克者,应积极补液,保持电解质平衡及给予抗休克处理。

3)抗菌治疗

一般可不用抗菌药物。伴有高热的严重患者,可按不同的病原菌选用抗菌药物。如大肠杆菌、志贺菌、沙门菌、副溶血弧菌均可选用喹诺酮类抗生素。

19

真菌性皮肤病

一、疾病简介

真菌性皮肤病是
指由病原真菌所引起
的人类皮肤以及黏膜、
毛发和甲板等皮肤附
属器的一大类感染性
疾病。

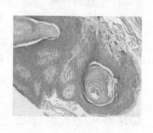

二、常见病因

皮肤癣菌是真菌性皮肤病的主要致病菌,有
红色毛癣菌、石膏样毛癣菌、絮状表皮癣菌、疣状
毛癣菌、大小孢子菌等。此类疾病的共同特点是:
发病率高、具有传染性、易复发或再感染。特别是
不合理、不规范的治疗会造成反复发作、反复治
疗,极大地影响患者的生活质量。真菌喜欢温暖
潮湿,浅部真菌最适宜的温度是 $22 \sim 28℃$。

当人体皮肤上有适合真菌生长繁殖的条件
时,就容易发生癣病。如有些人容易出汗,皮肤容
易潮湿,如不及时擦净和保持干燥,容易感染真
菌而发生花斑癣等癣病;所穿裤子过紧过厚不透
气,长时间坐办公室,容易患股癣等癣病;经常穿
胶鞋、皮鞋、运动鞋,如透气性差,脚部的湿度和温

度增高,若再加上皮肤不干净,就极易发生足癣等癣病。而且,身体上如果有了一种癣病,还会通过自身传播而使其他部位也发生癣病。

三、常见症状

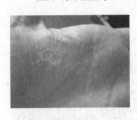

临床上,多呈水疱鳞屑型表现,损害多限于一侧,初发生小水疱,数目多少不一,疱液干涸后脱屑,范围日渐扩大,久之脱屑处皮肤粗糙增厚,皮纹宽深,失去正常的光泽、柔韧性,触之有粗砂感。身体上如果有了一种癣病,还会通过自身传播而使其他部位也发生癣病。

四、常见分类

常见的真菌性皮肤病分类如下。

1. 头癣

此病系发生于头部皮肤和毛发的浅部真菌病,在中国头癣基本分为4型,即黄癣、白癣、黑点癣和脓癣。

(1)黄癣。黄癣的病菌是黄癣菌及其蒙古变种。此病中医谓之肥疮,中国俗称“秃疮”,而在南方叫做“癞痢头”。主要流行在农村,多见于7～13岁儿童,男女之比为9∶1,但成人和青少年也可发生。

此病发生于头皮部,起初皮损为丘疹或脓

疱,以后干燥结痂,颜色淡黄。痂可蔓延扩大,大小如黄豆或更大。此时该痂外观与碟形相似,周边稍稍隆起,中央略呈凹陷,其间有毛发贯穿,称为黄癣痂,系由黄癣菌聚丛、皮脂、鳞屑以及尘埃等组成。乃黄癣的重要特征,对诊断有帮助。同时也提示该病此时具有较强传染性,往往需要隔离治疗。该痂质如豆渣,容易粉碎,嗅之有鼠臭味,这也是此病的另一特点。相邻的痂,可互为融合,形成大片灰黄色厚痂,若刮去结痂,其下可呈潮红湿润面或浅在性溃疡,如不医治可破坏毛囊,愈后遗留萎缩性瘢痕。病变处受感染头发呈干、枯、弯曲状,并且有散在性脱发,但无断发现象。患者头皮四周不管多么严重的病情,发际处仍然留存约 1 cm 宽左右的正常发带,此处头发可不受累。

黄癣自觉症状痒,病程缠绵,若不医治,直至成人也无望自愈。有糜烂化脓者,可伴发颈部淋巴结肿大。除头部以外,面部、颈部、躯干及甲偶见波及。病情较重者,还可引发变态反应,全身出现的皮疹,则称癣菌疹。

此病应用滤过紫外线灯照射检查患处可呈暗绿色荧光,拔病发镜检为发内型菌丝,取黄癣痂检查亦可见孢子或鹿角状菌丝。

(2)白癣。白癣在中国主要是感染铁锈色小孢子菌所致。往往在城镇托儿所或小学校引起流行,几乎均是儿童期发病。

头皮损害为鳞屑斑片,小者如蚕豆,大的似钱币,日久蔓延、扩大成片,多呈不规则形状。病变处炎症反应不显著,但境界尚分明。病发干枯,失去光泽,往往以断发为主,这同黄癣秃而不断有所区别。常在距离头皮 2～5 mm 处折断,患处毛发靠近头皮的毛干外面可见白色菌鞘,此物也是真菌所形成,视为此病特征之一。

应用滤过紫外线灯照射病变区域可显现亮绿色荧光。取毛发镜检呈发外型孢子,拿皮屑早期进行真菌镜检亦多为阳性。培养 97% 是铁锈色小孢子菌,其余系别的小孢子菌。

患者自觉痒或无明显症状,病程为慢性经过,不经医治,往往到青春期可以自愈。这可能与青年人皮脂分泌旺盛、局部游离脂肪酸浓度增高以抑制真菌有关。病愈之后,新发可再生,不遗留瘢痕。

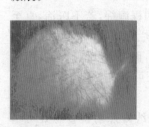

(3)黑点癣。该病致病菌为紫色毛癣菌或断发毛癣菌。其发病率位于白癣和黄癣之后。

头部损害与白癣相近似,亦呈鳞屑斑片,但病变面积较小而数目比白癣多。此外,病发表现同白癣略有差异,主要呈低位性断发,往往在距头皮 1～2 mm 部位折断,有些甚至一出头皮便断。这时观察患处头发仅见有黑点状的残留毛根，故名黑点癣。

该病对滤过紫外线灯检试无荧光显现。拔取病发镜检为发内型孢子，早期皮屑也可查见菌丝。培养80％为紫色毛癣菌，20％是断发毛癣菌。

此病传染性较黄癣和白癣为弱。自觉痒或无不适感。病程缓慢，痊愈后少数留疤，头发部分秃落。

（4）脓癣。脓癣是由嗜动物真菌，如石膏样小孢子菌或羊毛样小孢子菌感染所引起的。

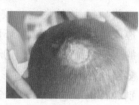

皮损多呈大块状痛样隆起，炎症反应剧烈，患处毛囊化脓，可以从中挤出脓汁。病变部位毛发容易折断秃落，残留的头发极为松动，拔取毫不费力。痊愈后常留瘢痕，用病发进行真菌镜检和培养皆为阳性。

此病自觉症状常诉说疼痛或轻痒。多伴发颈侧淋巴结肿大。有些患者还出现发热、倦怠、食欲缺乏等全身症状。

2. 体癣

除去头部、掌跖、腹股沟、会阴部和甲以外，人体表面光滑皮肤感染皮肤癣菌所发生的皮肤病统称为体癣，又名圆癣或金钱癣。此病常见病原菌为红色毛癣菌、石膏样毛癣菌、絮状表皮癣菌、紫色毛癣菌以及上述头癣之病原菌。

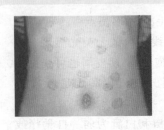

　　体癣多见于儿童，其次是青少年。此病临床表现与致病真菌种类及个体反应有关。皮疹始为红斑或丘疹，随后损害渐渐呈远心性向四周扩展，病灶中央有自愈倾向，日久成为环形。环的边缘稍为比邻近正常皮肤高起，该处炎症状较明显，其上有小丘疹、水疱或鳞屑附着。有时，环形中央又可出现皮疹，新的皮损也渐渐扩大成环形，如此陆续发生而形成多层同心环，境界格外彰明。此病皮损大小有差别数目也不定，以1～2个或数个居多，全身泛发较少见，且分布也不呈对称。但如果患者有免疫缺陷病或长期使用皮质激素和免疫抑制剂时，皮疹有可能出现全身播散状分布。

　　另外，在临床时常遇见所谓"不典型体癣"，这是由于原为体癣被误诊成其他皮肤病或体癣患者自作主张，于病变处采用皮质激素霜剂外涂引起的。经过一段时间治疗，原体癣病灶的典型症状消失，出现较剧烈的炎症反应，病损范围迅速扩大，形态也欠规则，边界又不清楚，成为不好辨认的体癣，故名。这是由于使用皮质激素后，局部皮肤免疫力下降而造成致病真菌播散的缘故。因此没有经验的医生，很难做出正确诊断。

　　体癣患者，自觉痒甚，瘙抓之后，可并发细菌感染。刮取损害周边的鳞屑进行镜检可发现菌丝或孢子。

3. 股癣

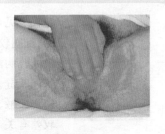

此病可视为发生于股部上方内侧面的一种特殊型体癣。其病原菌以絮状表皮癣菌为常见，别的皮肤癣菌亦可致病。

股癣绝大多数发生于成人男子，女性甚少见。常为单侧，也可两侧对称分布。病情严重者，皮损可向上蔓延直达下腹部；往后扩展波及到臀部；向下延伸而累及股部他处。

该病与体癣相比较有下面几点不同：①股癣损害形态罕见，呈圆形或椭圆形，多为不规则形或弧形；②股癣皮损往往表现为苔藓样变，或急性和亚急性湿疹样变，③股癣较容易并发细菌感染；④股癣自觉痒更为剧烈。

股癣一般从足癣或手癣自身传染引起的，病情与季节变化有关，通常入夏复发或加重，到冬天可缓解。病程缠绵，必须耐心医治方能痊愈，否则易复发。

4. 足癣

足癣系致病真菌感染足部所引起的最常见浅部真菌病菌，中国民间称之脚气或湿气。此病主要病原菌是红色毛癣菌、絮状表皮癣菌、石膏样毛癣菌和玫瑰色毛癣菌等。此外，由白色念珠菌引起的足癣也屡见报告。

足癣以中青年发病菌占多数。儿童老年患

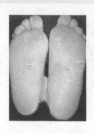

者较少见，这可能与这些人活动少、趾间较干燥有关。

此病菌好发于趾间，尤其是三四趾缝。这与上述部位皮肤密切接触、潮湿、不通气，汗蒸发较差有关。足癣皮损表现一般分为以下 3 型：

（1）水疱型。在趾间及足底处可见针头至粟粒大的深在性水疱，疱壁较厚，疏散或密集分布，邻近皮疹可融合，形成较大水疱。疱液自然吸收、干燥后转为鳞屑。

（2）趾间糜烂型。惯发于趾间，患处潮湿而多汗。皮疹初起为浸渍，因瘙痒或揉擦后招致表皮破损，终于转呈糜烂潮红湿润。可伴渗液常发出难闻恶臭。

（3）鳞屑角化型。颇为常见，好侵犯足底，足侧、趾间及足跟部。皮损表现为鳞屑，角质增厚，粗糙变硬，间有皲裂，每至冬季病性尤重。

以上 3 型的皮损往往同时掺杂互见，只不过是以其中那种皮损为主，就称该型足癣。例如，水疱型是以水疱表现为显著，间也可见糜烂或鳞屑少许。

足癣自觉剧痒，以水疱型和趾间糜烂型尤甚。此病发病与季节有关，往往冬轻夏重。在夏天容易继发细菌感染发生变态反应而引起癣菌疹，此时可伴发热等全身症状。

5. 手癣

手癣是发生于掌面的浅部真菌病,与中医学"鹅掌风"表现雷同。可以是原发,但是多数是从足癣自身传染而来。病原菌与足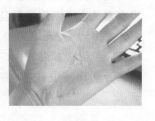癣相同,临床表现也和足癣差不多。由于手是露出部位,通风性比足要好得多,故临床无指间糜烂型呈现,而仅见水疱型和鳞屑角化型。临床偶见糜烂出现,但往往是念珠菌感染所致,而并非皮肤癣菌引起的。

6. 甲癣

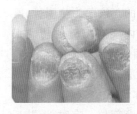甲癣是甲部感染皮肤癣菌所致的,俗称灰指甲;若由非皮肤癣菌所引起甲的病变则称甲真菌病。既往常把甲癣和甲真菌病混为一谈。

甲癣病变始于甲远端、侧缘或甲褶部。表现为甲颜色和形态异常。多呈灰白色,且失去光泽;甲板增厚显著,表面高低不平。其质松碎,甲下常有角蛋白及碎屑沉积。有时,甲板可与甲床分离。此外,临床可见一特殊型,即真菌性白甲。该型表现不增厚,只是甲表面发生点状白色混浊,随后逐渐扩展而波及全甲。甲癣病程缓慢,如不治疗可罹病终身。甲真菌病临床特征呈甲板增厚、表

面可见横沟纹，有时变为褐色，仍有光泽感，却无甲癣常见之甲下角蛋白及碎屑沉积。与此同时，多伴发甲沟炎，表现为甲周红肿，自觉有痛感和压痛。甲沟常有渗液少许，但未见化脓。此病致病菌为念珠菌或曲菌，需要进行真菌培养方能确认。

7. 花斑癣

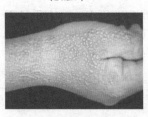

花斑癣因紫斑、白斑交替存在，故中医学命名紫白癜风。鉴于夏季出汗皮疹斐然，又俗称汗斑。

此病是由寄生于表皮角层的花斑癣菌所引起的。该菌为嗜脂性，既往培养常常失败，而今国内屡有培养成功的报道。也有人提出，花斑癣菌从真菌分类角度考虑，该菌不应属于真菌范畴。那么，由它引发的皮肤病也不应叫癣，故建议改称花斑糠疹。

花斑癣惯发于颈和胸背部位。有时，上肢近端也被波及。基本损害为斑疹，大小如黄豆。新疹呈黄褐色或棕褐色，旧的病变呈灰白色。皮损表面附有微量糠状鳞屑，相邻皮疹可互为融合成较大的不规则病灶。一般无自觉症状，偶尔出汗时稍有痒感。

8. 癣菌疹

癣菌疹系指真菌或其产物从原发病灶经血循环在人体其他部位发生皮疹，是属于一种变态反应。此病必须具备下列条件：①有一个活动性原发真菌病灶；②在癣菌疹的病变处查找真菌阴性；③癣菌疹的病情随原发活动真菌病灶控制而改善直至消退；④癣菌素试验必定阳性，如阴性也可排除至癣菌疹的诊断。

癣菌疹可分为全身泛发型和局限型两种。前者的皮疹呈苔癣样疹，即全身出现对称性、播散性的丘疹，与毛囊相一致，约针头至粟粒大；后一型多表现为汗疱样发疹，其特点为于双侧掌面及指腹部发生散在或群聚深在性水疱，大小不等，疱壁不易破溃，少数可演变成较大水疱，比黄豆更大。

此病自觉奇痒难忍，特别是局限型更为明显。此外，还可有其他型发疹，譬如多形红斑样、结节性红斑样等均为罕见。

五、预防与治疗

1. 预防

（1）慎用激素软膏。皮肤癣病误用激素药膏是一个很普遍的现象，皮肤癣病是由真菌感染引起，激素药膏虽有一定的止痒效果，但用了激素后会导致局部免疫功能下降，更有利于真菌繁殖而导致病灶扩散。另外，激素药膏长期不恰当地外用，还会带来局部皮肤红斑持续不褪、皮肤变薄或萎缩、毛细血管扩张、毛发增粗等不良反应。有些不良反应一经出现则终身不能恢复，如皮肤萎缩等。故皮肤癣病应忌用或慎用激素药膏。

（2）正确选择剂型。在治疗手足癣的过程中,有些患者虽然选用了抗真菌药物,但由于药物的剂型选择不当,同样也导致非常严重的后果。很多患者只要患了"脚气(足癣)",就外搽抗真菌药膏。殊不知,手足癣在出现皮肤糜烂渗液的情况下是不能外搽软膏剂的。因为药膏覆盖在糜烂渗出的皮肤表面后会影响渗液的排出,导致局部温度升高,继发感染;还能促使真菌抗原的吸收,引起全身反应。此时,正确的处理方法是用溶液剂湿敷,待局部干燥后再外搽抗真菌药膏。

（3）坚持足够疗程。很多患者认为皮肤癣病是不能根治的,容易复发,其实未必。只要药物及剂型选择恰当,并坚持足够的疗程,如体股癣、手足癣外用药物坚持3~4周(因为表皮的更新要4周左右),大部分是能治愈的。治愈后如还能采取一些预防措施则极少复发。

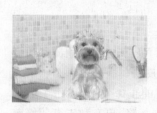

（4）衣服鞋袜透气:真菌易在高温高湿的环境中生长繁殖。我们平时衣服鞋袜等穿戴要注意保持宽松、透气、干燥,这样就会使真菌失去生长繁殖的有利条件,从而减少皮肤癣病的发生。

（5）远离患病猫狗。患癣的动物如猫、狗等是皮肤癣病的传染源,远离或治疗患病动物就能避免或减少此类皮肤病的发生。

（6）消毒污染物品。平时应注意个人卫生，不共用毛巾、拖鞋、脚盆，勤换衣服鞋袜。对被真菌污染的穿戴物要消毒处理。公共浴池也要经常消毒。这样就能较好地切断传播途径。

（7）注意个人卫生，如自用拖鞋和浴巾。保持皮肤清洁干燥，穿透气性好的衣物。浴室和厨房最好常保干燥、袜子和其他衣物要分开清洗。

（8）注意公共卫生。

（9）家庭成员或宠物有癣病者应积极治疗，对污染的衣物应采取晒、烫、煮、熏等措施，对带菌的毛发、鳞屑及痂皮等应采取焚毁。

（10）糖尿病患者容易发生癣病，因为皮肤里含糖量增加，为真菌的生长繁殖提供了养料；长期使用激素或患有慢性病的人、长期暴露 X 线的人，由于机体抵抗力降低，也会给真菌感染创造机会，因此需要特别加强皮肤防护。

2. 治疗

1）全身治疗

（1）酮康唑（kefoconazole）。现今多以本药内服以替代灰黄霉素。酮康唑是一种合成的广谱抗真菌咪唑类药。其抗真菌机制是通过抑制真菌细胞膜的重要成分麦角甾醇的合成，导致该菌细胞膜失去正常功能，引起膜的通透性增高，最后使真菌变性乃至死亡。临床实践显示本药对浅部真菌病有良好的疗效。

适应证：主要用于头癣，其次全身泛发体癣，重症型股癣以及甲癣。

禁忌证：肝功异常，妊娠和哺乳期妇女禁用本药品。

剂量：成人，200 mg，1 次/日。儿童体重20 kg 以下，50 mg，1 次/日；20～40 kg，100 mg，1 次/日；40 kg 以上可按成人剂量服用。

（2）其他咪唑类药：伊曲康唑（itraconazole）抗真菌效力为酮康唑的 5～10 倍，用于治疗皮肤癣菌的最小剂量。

2）局部治疗

未累及毛发或甲板的浅部真菌病，采用局部疗法均可收效，但需要耐心，坚持较长时间擦药。常用有 2 组药物。

（1）外用独特药物。可选用特效药物克癣灵药水，外涂患处，

（2）特异性广谱抗真菌剂：广为应用最大的一族都有共同的咪唑环，即咪唑类药如硫康唑（fioconazole）、咪 康 唑（miconazole）、肟 康 唑（oxiconazle）、益 康 唑（econazole）酮 康 唑（ketoconazole）白呋唑（bifonazole）及克霉唑（氯三苯咪唑 iotrimazoie）等，往往制成 1%～2%霜剂，以供临床应用。

3）具体治疗方法

（1）头癣。中国已总结一套"五字疗法"的好经验，即服（药）、洗（头）、搽（药）、理（发）、消（毒）。对照此经验，可选用酮康唑内服，按上述剂量，连服 4 周；治疗期间须每日洗头；坚持外搽适宜的抗真菌药膏 1～2 月；每周理发 1 次，直至治愈为止；

患者日常用品,如帽子、毛巾、枕巾、梳子等须定期进行消毒。

(2) 体癣、股癣、手足癣。应坚信这类癣病局部治疗可奏效,但须根据不同病情,不同皮损表现,而采用不同剂型的癣药。①癣药并发感染,应先控制感染。②病变处肿胀渗出明显时,可选用3%硼酸水或0.02%呋喃西啉溶液湿敷,待消肿、渗出减少后再选择有效治疗癣的外用药。③患处呈糜烂及少量渗出者,须先以黄连氧化锌油外用过渡2～3天,然后再酌情更换适宜癣药膏。④病损表现为鳞屑角化型时,治癣药膏的剂型以软膏或霜剂为妥。⑤如损害处有皲裂现象,忌用酊剂外搽,仍选取软膏或霜剂为好。⑥皮疹以红斑、丘疹为主者,可选用酊剂、软膏和霜剂。⑦面部、股内侧等部位皮损,禁止用高浓度角质剥脱剂,以免刺激而引起皮炎。⑧只要剂型选择无误,多主张不宜频繁改换外用药。每种治癣药膏至少要用1周。⑨病情顽固或皮损面积广泛、应用局部疗法治愈有困难者,可考虑给予酮康唑内服,200 mg,1 次/日,连用4周。

(3) 甲癣。此病原则上也应以局部治疗为主,但由于甲板颇厚,一般药物不易渗透进去,故不能采取平常治癣的办法来处置此病。局部用药前须尽量除去甲板,而后再外用抗真菌药。常用方法介绍如下。①刮甲法。每日用小刀尽量刮除病甲变脆的部分,然后再外搽5%碘酊、30%冰醋酸或威氏液,每日坚持1～2次,直至痊愈为止。

②溶甲法。先以胶布保护甲周皮肤,然后把25％～40％尿素软膏涂于甲板上,最后再加盖塑料薄膜,并用胶布固定。每2日换药一次,待甲板软化有浮动感时,用镊子将甲板拔掉,随后,每日按常规换药,等创面愈合后再外用癣药膏,直到长出好甲。

如果通过以上方法治疗失败或者病甲数目多,亦可考虑与酮康唑口服,剂量同上,常需半年左右方能治愈。

(4)花斑癣。此病容易治愈,但也常复发。传统用药,例如20％～40％硫代硫酸钠溶液,2.5％硫化硒乳剂外用均可奏效,此外,咪唑类霜剂也能获得满意效果。

(5)癣菌疹。此病全身治疗可按过敏性皮肤病的治疗原则处理;局部无须用抗真菌药,尤其是忌用刺激较强烈的癣药。可选用温和的氧化锌油外用或3％硼酸水湿敷即可。此外,必须积极医治活动性的癣病灶。

六、护理小贴士

(1)正确使用外用药。有的患者得了此类疾病,症状消失,也不痒了,就不再用药。谁知道过不了多久,又会复发,只好重新用药。这样反复几次也没好。其实,症状消除后,真菌仍然存活在皮肤鳞屑或贴身衣物中。遇到潮暖环境,又会大量繁殖,导致癣病复发。因此,外用抗菌药物治疗癣病,表面症状消失后,仍要坚持用药1～2周。

（2）滥用激素类药物。有的人被真菌感染后，往往会很着急，用激素类药膏（肤轻松软膏、地塞米松软膏等）涂抹。该类药物有很强的抗炎作用和免疫抑制作用。殊不知，滥用激素软膏，会造成皮肤萎缩、毛细血管扩张、多毛等不良反应。而体癣、手足癣、股癣等是由于真菌感染引起，涂擦激素软膏往往只能起到一时的缓解，但由于抑制了免疫作用，反而促进了真菌繁殖，加重病情。

（3）注意个人卫生。防止真菌感染复发，要避免贴身衣物中残存的真菌引起癣病复发或外部再感染，可常换、常洗、常晒贴身衣物，不要与别人共用毛巾、鞋袜、拖鞋、脚盆、擦脚巾以及指甲刀等用品。

（4）不要忌讳就医，勿自行到药房买药。无论是口服抗真菌药物或外用抗真菌药物，均属于处方药品，需要谨慎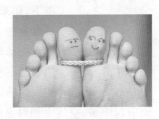并由医师诊察开立处方后方可使用。

20

中暑

一、疾病简介

中暑是指长时间暴露在高温环境中，或在炎热环境中进行体力活动，引起机体体温调节功能紊乱所致的一组临床综合征，以高热、皮肤干燥以及中枢神经系统症状为特征。

二、常见病因

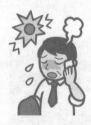

（1）环境因素。在高温环境下，如果再加上通风差，则极易发生中暑；露天作业时，受阳光直接暴晒，再加上大地受阳光的暴晒，使大气温度再度升高，使人的脑膜充血，大脑皮质缺血而引起中暑，空气中相对湿度增强易诱发中暑。

（2）个人体质因素。在公共场所，人群拥挤集中，产热集中，散热困难，中暑衰竭主要因周围循环不足，引起虚脱或短暂晕厥。

（3）部队在夏季大多会选择驻训，环境恶劣，体能强度大，降温方式也比较原始。

三、常见症状

周围循环衰竭或休克。此外，劳力性者更易

发生横纹肌溶解、急性肾衰竭、肝衰竭、弥散性血管内凝血（DIC）或多器官功能衰竭,病死率较高。先兆中暑、轻症中暑者口渴、食欲缺乏、头痛、头昏、多汗、疲乏、虚弱,恶心及呕吐,心悸、脸色干红或苍白,注意力涣散、动作不协调,体温正常或升高等。重症中暑包括热痉挛、热衰竭和热射病。

（1）热痉挛是突然发生的活动中或者活动后痛性肌肉痉挛,通常发生在下肢背面的肌肉群（腓肠肌和跟腱）,也可以发生在腹部。肌肉痉挛可能与严重体钠缺失（大量出汗和饮用低张液体）和过度通气有关。热痉挛也可为热射病的早期表现。

（2）热衰竭是由于大量出汗导致体液和体盐丢失过多,常发生在炎热环境中工作或者运动而没有补充足够水分的人中,也发生于不适应高温潮湿环境的人中,其征象为:大汗、极度口渴、乏力、头痛、恶心呕吐,体温高,可有明显脱水征如心动过速、直立性低血压或晕厥,无明显中枢神经系统损伤表现。热衰竭可以是热痉挛和热射病的中介过程,治疗不及时,可发展为热射病。

（3）热射病是一种致命性急症,根据发病时患者所处的状态和发病机制,临床上分为两种类型:劳力性和非劳力性热射病。劳力性者主要是在高温环境下内源性产热过多（如炎热天气中长距离的跑步者）,它可以迅速发生;非劳力性主要是在高温环境下体温调节功能障碍引起散热减少,它可以在数天之内发生。其征象为:高热（直肠温度≥41℃)、皮肤干燥(早期可以湿润),意识模糊、惊厥、甚至无反应。

四、预防与治疗

1. 预防

(1) 大量饮水。在高温天气,不论运动量大小都要增加液体摄入。不要等到觉得口渴时再饮水。对于某些需要限制液体摄入量的患者,高温时的饮水量应遵医嘱。

(2) 注意补充盐分和矿物质。酒精性饮料和高糖分饮料会使人体失去更多水分,在高温时不宜饮用。同时,要避免饮用过凉的冰冻饮料,以免造成胃部痉挛。

(3) 少食高油高脂食物,减少人体热量摄入。

(4) 穿着质地轻薄、宽松和浅色的衣物。

(5) 中午高温时应减少户外工作。如必须进行户外工作,则应每小时饮用 500 ml 以上水。

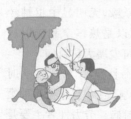

(6) 合理安排工作,注意劳逸结合。

虽然各种人群均可受到高温中暑影响,对于这些高危人群,在高温天气应特别注意,及时观察是否出现中暑征兆。

2. 治疗

(1) 停止活动并在凉爽、通风的环境中休息。脱去多余的或者紧身的衣服。

（2）如果患者有反应并且没有恶心呕吐，给患者喝水或者运动饮料。也可服用人丹、十滴水、藿香正气水等中药。

（3）让患者躺下，抬高下肢15～30 cm。用湿的凉毛巾放置于患者的头部和躯干部以降温，或将冰袋置于患者的腋下、颈侧和腹股沟处。

（4）如果30分钟内患者情况没有改善，寻求医学救助。如果患者没有反应，开放气道，检查呼吸并给予适当处置。

（5）对于重症高热患者，降温速度决定预后。体温越高，持续时间越长，组织损害越严重，预后也越差。体外降温无效者，用4℃冰盐水进行胃或直肠灌洗，也可用4℃的5％葡萄糖盐水或生理盐水1 000～2 000 ml静脉滴注，既有降温作用，也适当扩充容量，但开始滴速宜慢，以免引起心律失常等不良反应。

（6）必要时，需行床旁血液净化治疗。

（7）加强监测和对症治疗。

五、护理小贴士

1. 现场急救

（1）搬移。迅速将患者抬到通风、阴凉、干爽的地方，使其平卧并解开衣扣，松开或脱去衣服，如衣服被汗水湿透应更换衣服。

（2）降温。患者头部可敷上冷毛巾，可用50％酒精、冰水或冷水进行全身擦浴，然后用扇或电扇吹风，加速散热。有条件者也可用降温毯给予降温。但不要快速降低患者体温,当体温降至38℃以下时,要停止一切冷敷等强降温措施。

（3）补水。患者仍有意识时,可给一些清凉饮料,在补充水分时,可加入少量盐或小苏打水。但千万不可急于补充大量水分,否则,会引起呕吐、腹痛、恶心等症状。

（4）促醒。患者若已失去知觉,可指掐人中、合谷等穴,使其苏醒。若呼吸停止,应立即实施人工呼吸。

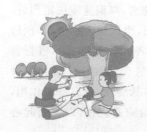

（5）转送。对于重症中暑患者,必须立即送医院诊治。搬运患者时,应用担架运送,不可使患者步行,同时运送途中要注意,尽可能地用冰袋敷于患者额头、枕后、胸口、肘窝及大腿根部,积极进行物理降温,以保护大脑、心、肺等重要脏器。

2. 预防中暑药物和饮品

1）预防中暑药物

（1）人丹。能清暑祛湿。主治中暑受热引起的头昏脑涨、胸中郁闷、腹痛腹泻,也可用于晕车晕船、水土不服。

（2）十滴水。能清暑散寒。适于中暑所致的头昏、恶心呕吐、胸闷腹泻等症。

（3）藿香正气水。能清暑解表。适于暑天因受寒所致的头昏、腹痛、呕吐、腹泻突出者。

军人健康锦囊

（4）清凉油。能清暑解毒。可治疗暑热引起的头昏头痛，或因贪凉引起的腹泻。

（5）金银花。具有祛暑清热、解毒止痢等功效，以开水泡代茶饮。

（6）菊花。具有消暑、平肝、利尿等功效。有高血压患者尤宜，以开水泡代茶饮。

（7）荷叶。适宜中暑所致的心烦胸闷、头昏头痛者。有高血压患者尤宜，以开水泡代茶饮。

2）预防中暑的降温饮品

（1）山楂汤。山楂片 100 g，酸梅 50 g 加 3.5 kg 水煮烂，放入白菊花 100 g 烧开后捞出，然后放入适量白糖，晾凉饮用。

（2）冰镇西瓜露。西瓜去皮、去子，瓜瓤切丁，连汁倒入盆内冰镇。然后用适量冰糖、白糖加水煮沸，撇去浮沫，置于冰箱冷藏。食用时将西瓜丁倒入冰镇糖水中即可。

（3）绿豆酸梅汤。绿豆 150 g、酸梅 100 g 加水煮烂，加适量白糖，晾凉饮用。金银花（或菊花）汤：金银花（或菊花）30 g，加适量白糖，开水冲泡，凉后即可饮用。

（4）西瓜翠衣汤。西瓜洗净后切下薄绿皮，加水煎煮 30 分钟，去渣加适量白糖，凉后饮用。

（5）椰汁银耳羹。银耳 30 g 洗净后用温水发开，除去硬皮，与椰汁 125 g、冰糖及水适量，煮沸即成。

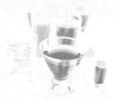

21

足癣

一、疾病简介

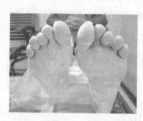

足癣(俗名脚气),系真菌感染引起,其皮肤损害往往是先单侧(即单脚)发生,数周或数月后才感染到对侧。

二、常见病因

足癣是由致病性真菌引起的足部皮肤病,具有传染性。足癣在全世界广为流行,在热带和亚热带地区更为普遍,在我国,足癣的发病率也相当高。人的足底和趾间没有皮脂腺,从而缺乏抑制皮肤丝状真菌的脂肪酸,生理防御功能较差,而这些部位的皮肤汗腺却很丰富,出汗比较多,加之空气流通性差、局部潮湿温暖,有利于丝状真菌的生长。此外,足底部位皮肤角质层较厚,角质层中的角蛋白是真菌的丰富营养物质,有利于真菌的生长。

三、常见症状

临床表现为脚趾间起水疱、脱皮或皮肤发白湿软,也可出现糜烂或皮肤增厚、粗糙、开裂,并可

蔓延至足跗及边缘,剧痒。可伴局部化脓、红肿、疼痛,腹股沟淋巴结肿大,甚至形成小腿丹毒及蜂窝组织炎等继发

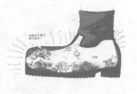

感染。由于用手抓痒处,常传染至手而发生手癣(鹅掌风)。真菌在指(趾)甲上生长,则成甲癣(灰指甲)。真菌喜爱潮湿温暖的环境,夏季天热多汗,穿胶鞋、尼龙袜者更是为真菌提供了温床;冬季病情多好转,表现为皮肤开裂。有以下几种类型:

1. 水疱型

多发生在夏季,表现为趾间、足缘、足底出现米粒大小、深在性水疱,疏散或成群分布,疱壁较厚,内容清澈,不易破裂,相互融合形成多房性水疱,撕去疱壁,可见蜂窝状基底及鲜红色糜烂面,剧烈瘙痒。

2. 糜烂型

表现为局部表皮角质层浸软发白。由于走动时不断摩擦表皮脱落,露出鲜红色糜烂面;严重者趾缝间、趾腹与足底交界处皮肤均可累及,瘙痒剧烈,多发于第三四五趾缝间。常见于多汗者。

3. 鳞屑角化型

症状是足跗、足缘、足跟部皮肤脚趾增厚、粗糙、脱屑,鳞屑成片状或小点状,反复脱落。

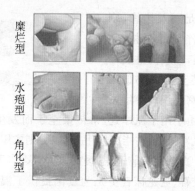

糜烂型

水疱型

角化型

四、预防与治疗

1. 预防

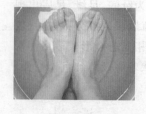

（1）要注意清洁，保持皮肤干燥，保持足部清洁，每天清洗数次，勤换袜子。

（2）洗脚盆及擦脚毛巾应分别使用，以免传染他人。

（3）平时不宜穿运动鞋、旅游鞋等不透气的鞋子，以免造成脚汗过多，脚臭加剧。趾缝紧密的人可用干净纱布或棉球夹在中间或选择穿分趾袜，以利于吸水通气。

（4）勿吃容易引发出汗的食品，如辣椒、生葱、生蒜等。

（5）情绪宜恬静，兴奋和激动容易诱发多汗，加重足癣。

（6）足癣是一种传染性皮肤病，应避免搔抓，防止自身传染及继发感。

2. 治疗

（1）趾间有糜烂、渗液者不可以外用刺激性强的药，最好先使创面收敛干燥再用药。可以用1：8 000高锰酸钾溶液湿敷，然后外用油剂或粉剂，待皮肤干燥后改用盐酸特比萘芬等霜剂或软膏。

（2）如果皮肤角化增厚严重，抗真菌药物很难渗透吸收。可以先用10%水杨酸软膏或复方苯甲酸软膏等使角质软化，再用抗真菌药。皮肤干裂明显者，可以每次温水浸泡，使角质软化，再用抗真菌药。皮肤干裂明显者，可以每次温水浸泡后局部涂油膏，然后用塑料薄膜封包，外缠绷带，24～48小时后除去，然后再用抗真菌药。

（3）足部起小水疱，未破溃者。可以先用3%硼酸溶液浸泡，然后选用联苯苄唑乳膏等抗真菌霜剂。

（4）足癣合并细菌感染，原则上应先局部抗细菌感染，可以用呋喃西林溶液或1：2 000黄连素溶液湿敷，严重感染者，可以口服抗生素，如头孢氨苄胶囊、红霉素等。

五、护理小贴士

（1）公共用品要消毒，注意个人卫生不要使用他人的毛巾、拖鞋等。每天要用温水泡脚，洗完脚之后要将脚趾的水分擦干。

（2）脚部容易出汗的人可以使用痱子粉止汗，鞋袜换洗之后要用开水烫洗毛巾、袜子等。不要穿通风透气性不好的鞋袜。

（3）很多人认为把鞋袜放到阳光下晒晒就能杀死真菌，其实这是一个很大的误区。因此，在足癣治愈后，要经常在脚和鞋内使用抗真菌散剂，以防足癣复发。

（4）患足癣病时间较长的患者，应注意保护指（趾）甲不受损伤。不要用指甲抠瓶盖或不洁的地方，改掉挖甲、咬甲等不良习惯，以防继发足癣。

（5）对感染源要做彻底的处理。患病期间，棉袜穿后用热水煮沸 15 分钟后再清洗，鞋垫要换新，不要抓搔患处皮肤，接触后一定要把手洗干净，避免传染手或身体其他部位。

（6）足癣患者在治疗时应积极治疗足部多汗症和其他浅部真菌病。

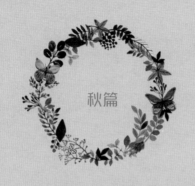

秋篇

秋凉晚步
秋气堪悲未必然
轻寒正是可人天
绿池落尽红蕖却
荷叶犹开最小钱
——杨万里

22

骨关节炎

一、疾病简介

骨关节炎为一种退行性病变,系由于增龄、肥胖、劳损、创伤、关节先天性异常、关节畸形等诸多因素引起的关节软骨退化损伤、关节边缘和软骨下骨反应性增生,又称骨关节病、退行性关节炎、老年性关节炎、肥大性关节炎等。临床表现为缓慢发展的关节疼痛、压痛、僵硬、关节肿胀、活动受限和关节畸形等。

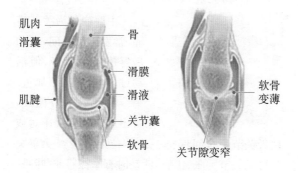

肌肉　　骨
滑囊　　滑膜
　　　　滑液
肌腱　　关节囊
　　　　软骨
软骨变薄
关节隙变窄

二、常见病因

(1) 机械性或解剖学异常。髋关节发育异常,股骨头骨骺滑脱、股骨颈异常、多发性骨骺发育不良、陈旧性骨折、半月板切除术后、关节置换术后、急慢性损伤。

（2）炎症性关节疾患。化脓性关节炎、骨髓炎、结核性关节炎、类风湿关节炎、血清阴性脊柱关节病、贝赫切特综合征（白塞病）、Paget 病。

（3）代谢异常。痛风、Gaucher 病、糖尿病、进行性肝豆状核变性、软骨钙质沉着症、羟磷灰石结晶。

（4）内分泌异常。肢端肥大症、性激素异常、甲状旁腺功能亢进、甲状腺功能减退伴黏液性水肿、肾上腺皮质功能亢进。

（5）神经性缺陷。周围神经炎、脊髓空洞症、Charcot 关节病。

三、常见症状

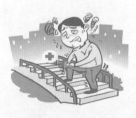

主要症状为关节疼痛，常发生于晨间，活动后疼痛反而减轻，但活动过多，疼痛又可加重。另一症状是关节僵硬，常出现在早晨起床时或白天关节长时间保持一定体位后。检查受累关节可见关节肿胀、压痛，活动时有摩擦感或"咔嗒"声，病情严重者可有肌肉萎缩及关节畸形。

四、预防与治疗

1. 预防

（1）对受累的关节应加以保护，降低关节负荷,减轻体重,注意休息,避免长时间负重和不良的姿势,使用手杖、步行器等。

(2)平时对受累关节注意保暖,可以用热水袋、热毛巾等热敷,大伏天尽可能避免空调、电扇直接对关节吹风。

(3)适当锻炼对保护和改善关节活动,缓解疼痛有很大的帮助。有益的锻炼是对关节冲击小的柔和运动,包括:游泳、散步、打太极拳、慢跑、骑脚踏车、仰卧直腿

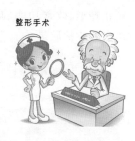

整形手术

抬高或抗阻力训练及不负重位关节的屈伸活动。游泳应该是好的运动方式。有害的运动是增加关节扭力或关节面负荷过大的训练,如爬山或下蹲起立等活动。

2. 治疗

本病主要的治疗方法是减少关节的负重和过度的大幅度活动,以延缓病变的进程。肥胖患者应减轻体重,减少关节的负荷。下肢关节有病变时可用拐杖或手杖,以求减轻关节的负担。

(1)理疗及适当的锻炼可保持关节的活动范围,必要时可使用夹板支具及手杖等,对控制急性期症状有所帮助。

(2)消炎镇痛药物可减轻或控制症状,但应在评估患者风险因素后慎重使用且不宜长期服用。

（3）软骨保护剂如硫酸氨基葡萄糖具有缓解症状和改善功能的作用，同时长期服用可以延迟疾病的结构性进展。

对晚期病例，在全身情况能耐受手术的条件下，行人工关节置换术，目前是公认的消除疼痛、矫正畸形、改善功能的有效方法，可以大大提高患者的生活质量。

五、护理小贴士

1. 坚持自我锻炼

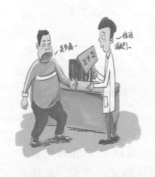

骨关节炎患者参加锻炼值得鼓励。适度、有规律的锻炼不仅可以使关节周围的肌肉更有力，使关节得到更强的支持，而且可以使紧张的肌肉放松，缓解由于肌紧张造成的疼痛。锻炼还有益于维持各关节的活动度，避免关节僵硬，失去功能。患者应避免长时间跑、跳、蹲，减少或避免爬楼梯。在急性发作期不宜锻炼，以休息为主。运动强度应适可而止，以不引起关节疼痛为限度；应选择能够增加关节灵活性、伸展度以及加强肌肉力度的运动项目，如游泳、散步、骑自行车等。运动过程中注意防止关节承受不恰当的外力。

2. 改变生活方式

资料显示,37 岁时超过标准体重 20% 者,男性患骨关节病的危险性为标准体重者的 1.5 倍,女性为 2.1 倍。以后 36 年中 60% 超重者发生膝骨关节病,患严重膝骨关节病危险性男性增加到 1.9 倍,女性增加到 3.2 倍,提示肥胖可能是严重膝骨关节病较大的危险因素。因此,过度肥胖者应该通过控制饮食来减肥,具体做法可参考膳食金字塔。

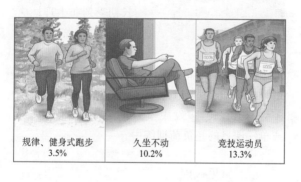

规律、健身式跑步
3.5%

久坐不动
10.2%

竞技运动员
13.3%

23

疲劳性骨折

一、疾病简介

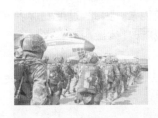

疲劳性骨折,又称行军骨折或应力性骨折,多因骨骼系统长期受到非生理性应力所致,好发于胫骨、距骨和桡骨,是常见训练伤之一,在部队训练中发病率较高,国外报道为 31%,国内报道为 16.9%。与超强度训练或姿势不当有关,多发生于频繁的长跑、越野训练或单一课目的超负荷训练中。

二、常见病因

疲劳骨折是由于加在受累骨上的非生理性作用力集中积累所致,也有一部分骨折患者因体质缺陷,即便是生理范围内的作用力积累也可促其发生疲劳骨折。常见于持续高强度的活动者,特别是那些缺少训练和体质较差者。

三、常见症状

临床特点是局部疼痛,活动后加重,休息后好转,无夜间痛。局部可有轻度肿胀和压痛,应力

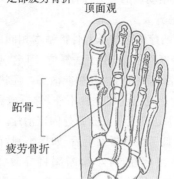

足部疲劳骨折

顶面观

跖骨——

疲劳骨折

试验阳性。

四、预防与治疗

1. 预防

（1）疲劳性骨折发生发展是一种由量变到质变的累积性损伤过程，避免骨骼疲劳损伤是预防疲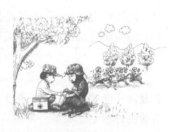劳性骨折的关键。运动要循序渐进，根据自身情况制订科学的训练计划，掌握好运动量，避免超负荷运动而导致骨骼损伤。

（2）运动量较大者，每天要摄入充足的营养，补充体力消耗的热量和水分，并且适当增加钙和维生素 D 的摄入，美国克瑞顿大学的一项最新研究显示，即使短期性地补充钙和维生素 D 都能够显著降低运动员的应力性骨折发生率。

2. 治疗

（1）治疗方法与暴力骨折基本相同。骨折没移位或轻度移位，采用手法复位、固定、制动等方法治疗，后期再进行康复功能锻炼。症状较重，断端出现骨化现象或发生骨不连，骨折愈合较为困难，需手术切开复位或石膏外固定治疗。

（2）疲劳性骨折发生后，如得不到及时休息，作用力持续存在，骨小梁断裂将导致完全性骨折，故患者应及时休息，纠正错误动作、姿势，避免应力反复作用于伤处造成再伤。本病早期发现、早期治疗和预防，一般预后良好。

五、护理小贴士

四肢应力性骨折，尤其是关节及关节周围骨折术后的康复，最重要的是关节活动度和肌力的训练。

早期关节活动度训练要以被动活动为主，应掌握循序渐进的原则，有条件者可使用持续被动活动机进行功能锻炼。术后 3 天可开始逐步加强主动的关节活动。康复训练要逐步加大并维持关节的最大活动度，切忌小范围快节奏活动，这样不仅无助关节活动度的改善，而且对骨折局部也有影响。

肌力训练：人体上下肢的功能各有侧重，上肢侧重于精细动作，这些功能的恢复是功能锻炼的重点。锻炼时要注意手指屈伸都要达到最大

限度，以防止手部关
节僵硬黏连。下肢
的主要功能是负重，
但在下肢骨折愈合
前如果过度负重会
造成固定物松动、折

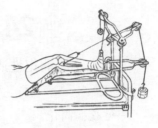

断，所以下肢骨折的康复一定要遵循"早活动、晚
负重"的原则。股四头肌是大腿前侧的一块重要
肌肉，伤后和术后如果长时间不活动很容易萎
缩，而且一旦萎缩很难恢复，直接影响功能康复
结果。

24

消化性溃疡

一、疾病简介

消化性溃疡主要指发生于胃和十二指肠的慢性溃疡,是一种多发病、常见病。溃疡的形成有各种因素,其中酸性胃液对黏膜的消化作用是溃疡形成的基本因素,因此得名。酸性胃液接触的任何部位,如食管下段、胃肠吻合术后吻合口、空肠以及具有异位胃黏膜的 Meckel 憩室,绝大多数的溃疡发生于十二指肠和胃,故又称胃溃疡(gastric ulcer, GU)和十二指肠溃疡(duodenal ulcer, DU)。

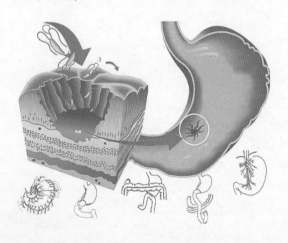

二、常见病因

消化性溃疡是一种多病因疾病,各种与发病有关的因素如胃酸、胃蛋白酶、感染、遗传、体质、环境、饮食、生活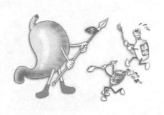习惯、神经精神因素等,通过不同途径或机制,导致上述侵袭作用增强和或防护机制减弱,均可促发溃疡发生。

(1)胃酸及胃蛋白酶的侵袭作用及影响因素。①胃酸。胃蛋白酶的侵袭作用,尤其是胃酸的作用,在溃疡形成中占主要地位。②神经精神因素。持续、过度的精神紧张、劳累、情绪激动等神经精神因素常是十二指肠溃疡的发生和复发的重要因素。③幽门螺杆菌系致消化性溃疡的重要因素之一。

(2)削弱黏膜的保护因素。

(3)其他因素。①遗传因素有关。②饮食、药物、吸烟的影响食物和饮料对胃黏膜及其屏障可以有物理性(过热、粗糙等)或化学性(如过酸、辛辣、酒精等)损害作用。多种药物,如阿司匹林、吲哚美辛(消炎痛)、利血平、肾上腺皮质激素等。在吸烟的人群中,消化性溃疡发病率显著高于不吸烟者,其溃疡愈合过程延缓,复发率显著增高,以上与吸烟量及时间呈正相关性。③全身性疾

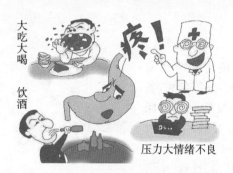

大吃大喝

饮酒

疼！

压力大情绪不良

病的影响。如肝硬化术后,肺气肿、类风湿关节炎。

三、常见症状

消化性溃疡在临床上以慢性病程、周期性发作、节律性上腹痛为特点,易发作,容易复发。

1. **上腹部腹痛** 是消化性溃疡主要症状。

部位。GU 疼痛多位于剑突下正中或偏左,DU 疼痛常在上腹正中或偏右。

性质。多为隐痛、胀痛、烧灼痛、钝痛、剧痛或饥饿样不适感。

范围。手掌大小。

疼痛具有节律性。与饮食关系密切。

(1) GU 疼痛:常在进餐后 0.5～1 小时出现,持续 1～2 小时后逐渐缓解,至下次进餐前疼痛消失,典型节律:进食-疼痛-缓解。

(2) DU 疼痛:进餐后 3～4 小时出现,为饥饿痛、空腹痛或夜间痛,典型节律:疼痛-进食-缓解。

（3）其他。胃肠道症状可表现为反酸、嗳气、恶心、呕吐等消化不良的症状，以 GU 较 DU 为多见。

2. 全身症状

可表现为自主神经功能失调的症状如失眠、多汗等，也可表现为营养不良的症状如消瘦、贫血等。

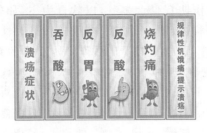

四、预防与治疗

1. 预防

消化性溃疡的形成和发展与胃液中的胃酸和胃蛋白酶的消化作用有关，故切忌空腹上班和空腹就寝。在短时间内（2～4 周）使溃疡愈合达瘢痕期并不困难，而关键是防止溃疡复发。溃疡反复发作危害更大。戒除不良生活习惯，减少烟、酒、辛辣、浓茶、咖啡及某些药物的刺激，对溃疡的愈合及预防复发有重要意义。

2. 治疗

1）一般治疗

（1）饮食要定时，进食不宜太快，避免过饱过饥。

（2）戒酒及戒烟亦为治疗的一部分。

（3）应禁用能损伤胃黏膜的非甾体抗炎药如阿司匹林、吲哚美辛（消炎痛），保泰松等。

（4）稳定情绪，解除焦虑。

2）饮食注意

饮食上宜食易消化又有健脾益胃作用的食物，发作期宜少食多餐，以软食为主，如软饭、面食、稀粥、藕粉、豆浆、橘子等。平时饮食应有规律，忌食生冷、干硬和煎炒油炸的食物。如：生萝卜、柿子、油炸花生米、炸焦鱼、烧鸡等，亦不宜饮酒、浓茶和咖啡，这些可使胃酸增多，影响溃疡愈合。胃酸过多者，不宜食过酸的食物，如醋、话梅、柠檬、酸苹果、辣椒、芥末、胡椒等刺激性食物也不宜食之，它们可刺激溃疡病，引起上腹痛。

3）药物治疗

（1）抗酸剂。主要为碳酸氢钠、碳酸钙、氢氧化铝、次碳酸铋。常用复方制剂有：胃舒平、铝镁合剂、胃疡宁、乐得胃、复方钙铋镁等。

（2）胃酸分泌抑制剂。常用的有：颠茄、阿托品、山莨菪碱、哌吡氮平、甲氰米胍，法莫替丁，奥美拉唑（洛赛克）。

（3）加强保护因素的药物。常用的有：硫糖铝、三钾二枸橼络合铋、生胃酮。

（4）抗菌治疗由于幽门螺旋杆菌与消化性溃疡的发病可能有关。加服抗菌剂如呋喃唑酮（痢特灵)等。

五、护理小贴士

1. 一般护理

（1）休息。溃疡有活动大便隐血试验阳性患者应卧床休息1～2周。

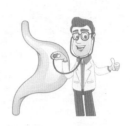

（2）饮食护理。宜选用营养丰富、清淡、易消化的食物定时进餐，少量多餐。进餐时应细嚼慢咽，不宜过快过饱。每天5～6餐，以牛奶、稀饭、面条等偏碱性食物为宜。忌食辛辣、过冷、油炸、浓茶等刺激性食物及饮料，要戒烟酒。

（3）心理护理。

2. 疼痛护理

（1）评估患者疼痛的特点，与饮食的关系，饭后疼痛或饭前疼痛，有无放射痛

（2）指导患者使用松弛术、局部热敷、针灸、理疗等方法，以减轻腹痛。

3. 用药护理

（1）H_2 受体拮抗剂。药物应在餐中或餐后即刻服用，也可一天的剂量夜间顿服。

（2）胃黏膜保护剂。因硫糖铝在酸性环境下有效，应在餐前1小时与睡前给药。胶体铋剂在酸性环境下起作用，故在餐前0.5小时服用。

（3）抗酸药。如氢氧化铝凝胶等应在餐后

1小时或睡前服用。

（4）抗胆碱能药及胃动力药。如吗丁啉、西沙必利等应在餐前1小时及睡前1小时服用。

25

训练伤

一、疾病简介

军事训练伤是指官兵(特别是刚入伍的新兵)在军事训练中发生的骨关节、软组织等处的多种急性或慢性损伤。其发生率较高，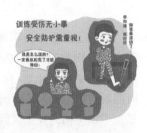可造成官兵的身心损伤、缺勤，甚至残疾、减员。按照伤病类别分为三大类：①骨关节损伤，具体包括骨折、股骨头损伤、半月板损伤、腰间盘突出4类；②软组织损伤，包括韧带损伤、肌腱损伤、肌肉损伤3类；③脏器及其他发病情况，包括肝、肾、脾、脑部损伤，脏器功能缺失、心理疾患等。

二、常见病因

(1) 身体素质。计划生育的施行使近年入伍新兵多为独生子女，心理承受与独立生活能力较差，对部队快节奏生活适应较慢，对高难度训练科目普遍存在畏惧心理，且自我保护意识差，导致军事训练伤发生率升高。

(2) 心理问题。心理问题始终为困扰士兵训练伤高发的重要因素，尤其是新兵，生活环境的

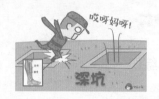

哎呀妈呀!

突然改变引起明显思乡情绪,难以集中注意力领略训练要领,致使动作僵硬变形,最终身体准确性与协调性受到影响,以致受伤。

（3）过劳及带伤训练。有研究表明,60％的军事训练伤与过劳及带伤训练有关。部分军事基地为落实训练计划,存在擅自加大力度及延长时间的情况,致使军事训练的科学性大打折扣,增加了训练伤的发生风险。另外,面对考核,部分士兵甚至会私下进行训练,打疲劳战,甚至带伤训练,致伤情加重。

（4）施训不科学。军事训练的不科学主要体现为训练方法单一、急功近利。训练内容安排合理性差也是导致训练伤的重要原因。

（5）防护措施缺乏或不到位。有调查发现,由防护措施缺乏或不到位所引起的军事训练伤发生率约为 9.3％,包括训练器械松动但未检查出来而导致意外伤害,穿鞋不适(大小不合脚、不防滑、不透气、弹性差等),训练场地不平(存在石头、砖块等),沙坑深度与填沙厚度不够以致无法发挥应有保护作用。已有国外研究显示,穿鞋不适与应力性骨折的发生之间有较大相关性,需引起重视。

三、常见症状

1. 早期症状

（1）一般自觉症状。疲乏无力，倦怠，精神不振

（2）对运动的反应。没有训练的欲望或厌烦训练，严重时变现为厌恶或恐惧训练，且在训练中疲劳出现得早，训练后疲劳加重而不易恢复，运动成绩下降，运动协调下降。

（3）神经系统。头昏，记忆力下降，精神不集中，激动，失眠多梦，早醒，盗汗，耳鸣，眼花，食欲缺乏。

2. 晚期症状

（1）心血管。心悸、胸闷、气短，晨脉明显较快，运动后心率恢复慢，心律不齐。

（2）消化系统。食欲缺乏，出现恶心，呕吐，腹胀，痛泄，便秘，甚至消化管出血。

（3）肌肉、骨骼系统。肌肉持续酸痛，负荷能力下降，易出现肌肉痉挛，肌肉细微损伤。

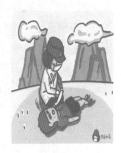

（4）其他。全身乏力，体重下降。易发生感冒，腹泻，低热，运动后蛋白尿，运动性血尿等。

四、预防与治疗

1. 预防

（1）士兵保持良好心态和稳定情绪是减少训练伤的一个重要措施。官兵自身带教素质，预防训练伤的经验及医务监督部门，对军事训练伤产生了很大影响。加强对士兵的心理干预，并且要针对个体差异不同进行不同的心理干预。

（2）强化官兵自我保护意识也是一个重要措施。

（3）入伍前进行体育活动及参加体力劳动是军事训练伤的保护因素。入伍前参加体育活动能快速适应部队基础训练，大幅度降低训练伤的发生率。

2. 治疗

（1）微创治疗髋关节外弹响。关节外弹响指大关节外肌腱及膜组织发生变性、挛缩，引起关节活动时骨突起处出现的弹响音现象，包括髋关节弹响、肩关节弹响、膝关节弹响等，军事训练伤中以髋关节外弹响最常见。目前，临床多建议无疼痛髋关节外弹响患者采取保守治疗，而出现明显疼痛者则行微创治疗。

（2）踝关节外侧不稳定的修复与重建。目前，临床主要采取 Brostrom 解剖学重建＋Myerson 对踝关节外侧不稳进行非解剖型修复与重建。

（3）疲劳性损伤。军事中常见损伤类型，损伤部位多为骨、关节及软组织,中医学对疲劳性损伤的治疗讲究筋骨并重、内外兼治。急性期即出现疼痛肿胀症状的 24 h 内,需要采取冷敷、加压、抬高、充足休息等措施。对于缓解期训练伤,可行针灸、推拿等外治法加快康复进度。

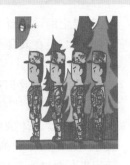

（4）开放性骨折。对于开放性骨折,完成局部消毒、止血后,可予以中医学正骨手法进行骨折复位,复位原则主要为以远端对近端,复位手法包括拔伸、折顶、分骨、屈伸、旋转、纵压。

五、护理小贴士

（1）增强防范意识。可以采取理论讲座、讨论和其他形式,它是有必要普及训练伤使官兵充分认识到健康保护的重要性,在基本意识形态上克服麻痹和侥幸的心理,和提高自我保护意识。同时,我们应加强防护技能,以充分了解人体各部分的生理特性,熟悉各学科训练损伤环节和常见损伤预防常识,研究熟练掌握保护的要领。

（2）强化心理训练。要评估心理健康的与会人员,使质量综合评价的心理,做好心理健康教育和心理疏导,强调心理因素对训练的影响保持心理稳定,克服恐惧和紧张的训练,减轻心理压力、增强自信和主观能动性。同时,要区分这两者之间,规定的培训计划和运动的时间,每个人都必须参加,但在具体的培训过程中,我们必须从每个团队成员的具体情况出发。

(3)坚持循序渐进。组队人员将领导和监督团队进行充分的热身运动,让全身的肌肉、关节活动开,提高人体的紧急情况和适应性;培训的实施应遵循简单化的原则,第一次前训练弱,弱后逐步全方位地提高训练进度和强度。同时,要避免过度疲劳训练,训练间隙可以放松自我按摩,促进局部血液循环,降低乳酸堆积,消除疼痛。培训结束后,洗热水浴用来促进血液循环,加速代谢产物的排泄,降低乳酸堆积。此外,为了确保充足的睡眠和营养,充足的睡眠应该保证,必须保证培训每一天有足够的热量和营养物质。

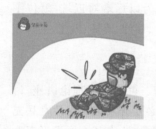

‖26‖

静脉曲张

一、疾病简介

静脉曲张是指由于血液淤滞、静脉管壁薄弱等因素,导致的静脉迂曲、扩张。身体多个部位的静脉均可发生曲张,比如痔疮其实就是一种静脉曲张,临床可见的还有食管胃底静脉曲张、精索静脉曲张及腹壁静脉曲张等等。静脉曲张最常发生的部位在下肢。

二、常见病因

导致下肢静脉曲张的原因很多,最多见的为单纯性下肢浅静脉曲张,其主要病因为股隐静脉瓣膜的功能不全。另外一种重要病因见于原发性下肢深静脉瓣膜功能不全(PDVI),因其往往合并大隐静脉瓣膜功能不全,多表现出浅表静脉的迂曲扩张。另外,下肢深静脉血栓形成后综合征,因为深静脉回流不畅,发生浅静脉代偿性的迂曲扩张;下肢动静脉瘘、静脉畸形骨肥大综合征也可有下肢浅静脉曲张表现;下腔静脉回流受阻,如布加综合征,也可导致下肢静脉曲张。

三、常见症状

(1)表层血管像蚯蚓一样曲张,明显凸出皮肤,曲张呈团状或结节状。

（2）腿部有酸胀感,皮肤有色素沉着、脱屑、瘙痒,足踝水肿。

（3）肢体有异样的感觉,针刺感、奇痒感、麻木感、灼热感。

（4）表皮温度升高,有疼痛和压痛感。

（5）局部坏疽和溃疡。

若为单纯性下肢浅静脉曲张,一般临床症状较轻,进展较慢,多表现为单纯曲张,少数情况可有血栓性静脉炎、静脉溃疡等情况;若为深静脉瓣膜功能不全,甚至深静脉回流受阻情况,则病情相对较重,小腿站立时有沉重感,易疲劳,甚至下肢的肿胀及胀破性疼痛,后期则发生皮肤营养性变化,脱屑、萎缩、色素沉着、湿疹溃疡的形成。

四、预防与治疗

1. 预防

肥胖的人应该减肥,肥胖虽不是直接原因,但过重的力量压在腿上可能会造成腿部静脉回流不畅,使静脉扩张加重。

（1）长期从事重体力劳动和长期站立工作的人,最好穿弹力袜套,使浅静脉处于被压迫状态。

（2）妇女经期和孕期等特殊时期要给腿部特殊的关照,多休息,要经常按摩腿部,帮助血液循环,避免静脉曲张。

2. 治疗

下肢静脉曲张有穿弹力袜、注射硬化剂、手术剥除等治疗方法，深静脉瓣膜功能不全，可作瓣膜修复手术和腔镜下交通支结扎术等。下肢静脉曲张也可能提示其他疾病存在，需积极治疗原发病；若深静脉回流不畅，则手术处理浅静脉更应谨慎。

27

甲沟炎

一、疾病简介

甲沟炎（paronychia）是一种累及甲周围皮肤皱襞的炎症反应，表现为急性或慢性化脓性、触痛性和疼痛性甲周组织肿胀，由甲皱襞脓肿引起。当感染变成慢性时，甲基底部出现横嵴，并随着复发出现新嵴。手指受累较脚趾更常见。

二、常见病因

主要易感因素为损伤导致甲上皮与甲板分离，化脓性球菌或酵母菌可继发性侵入潮湿的甲沟和甲皱襞。常见致病细菌为金黄色葡萄球菌、化脓性链球菌、假单胞菌、变形杆菌或厌氧菌；最常见的致病酵母菌为白念珠菌。

三、常见症状

1. 急性甲沟炎

常发生在受伤或轻微创伤后，特征表现为伴有疼痛的化脓性感染，急性脓肿形成（葡萄球菌）或红斑和肿胀（链球菌）。

2. 慢性甲沟炎

常由反复轻微创伤以及暴露在水、刺激物和过敏物质中引起皮炎，继而发生酵母菌定植，继发细菌感染。临床特征是近端甲皱襞的炎症，表现为痛性红斑、水肿，甲小皮缺失，甲床损伤导致甲板表面异常。慢性病程，与反复自限性急性加重重叠。肿瘤有时也可出现类似慢性甲沟炎的表现，如鲍温病、角化棘皮瘤、鳞状细胞癌、内生软骨瘤和无黑色素性黑素瘤。在服用某些药物时可能发生甲沟炎及假性化脓性肉芽肿，如系统应用维A酸类药物、抗反转录病毒药物、抗表皮生长因子抗体和表皮生长因子酪氨酸激酶抑制剂。还可因一些少见原因造成，如嵌甲、皮肤利什曼病等。

四、预防与治疗

慢性甲沟炎应避免接触水、刺激物、过敏原并避免外伤。在接触水时要戴上棉质手套，再在外面套上橡胶或塑料手套，保持手部干燥，不要推挤甲皱襞且不使用指甲油治疗。

28

秋燥综合征

一、疾病简介

夏季过后，人体各组织均感水分不足，如受风凉，易引起头痛、流泪、咽干、鼻塞、咳嗽、胃痛、关节痛等一系列症状，甚至旧病复发或诱发新病，医学上称之为"秋燥综合征"。

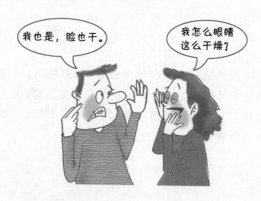

二、常见病因

入秋后，天气逐渐变得干燥起来，"燥"也就成为了秋季的主气，中医学称之为"秋燥"。秋燥一般可分为温燥和凉燥，前者一般多见于初秋时节，此时天气尚热，犹有下火之余气，或因久晴无雨，骄阳久晒所致；后者则一般常见于晚秋季节，此时天气凉寒，近于冬寒之凉气。无论是温燥还是凉燥，都往往会导致人体阴津耗伤，进而出现皮肤干燥和体液丢失等症状，同时燥可伤肺，因而使人在不同程度上感到口、鼻以及皮肤等部位有干燥感。有些人还会出现皮肤干燥、大便干结、烂嘴角、鼻出血、咳嗽等一系列症状。

三、常见症状

"秋燥"：口干舌燥鼻出血。天气变凉爽了总觉得浑身不舒坦；口干舌燥，喝水也不感到滋润；鼻腔有股似烟一般的干燥感，一不

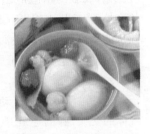

心还出血；喉咙也痒痒的，频频干咳，有时有少量的黏液痰，却总是咳而不爽；嘴唇一碰就干裂，痛得喝水吃饭都困难。此外，手足心热、大便干结，这些都是秋燥症的表现

四、预防与治疗

1. 饮食

秋天的饮食原则以滋阴润燥养肺为主，具有

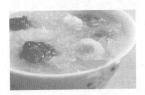

这些功能的食物很多，芝麻、莲子、银耳、木耳、蜂蜜、萝卜，秋天还应适当吃些秋季水果，如苹果、香蕉、梨、红

枣、柿子、葡萄，另外秋天还要多喝水，热茶、汤类或白开水。可以满足体内新陈代谢的需要，有防便秘、润肌肤、防唇裂的作用。

2. 起居

秋天的天气连绵多雨，凉意渐浓，易患重感冒，关节炎、腰腿痛、溃疡等患者的病情加重，因此在入秋以后，睡眠时应注意保暖，不可裸腹，不可卧凉榻，衣服的增减应随天气的变化而定，不要怕麻烦，常洗热水浴，不仅有助于舒筋活血，而且热水的蒸汽对体表的滋润，可使肌肤吸收更多的水分，有效防止皮肤因干燥而皲裂、起皮屑、裂唇。

3. 运动

运动可使呼吸肌活动增加，更多的肺泡参与气体的交换，肺的通气量和摄氧量均会增加，呼吸功能也就得到了改善。运动可使消化系统代谢旺盛，增加消化液的分泌，加强胃肠蠕动，增强食欲，消化系统吸收功能液可得到改善。运动可使大脑皮质兴奋和抑制过程更加协调，神经细胞的工作效率更高，运动在给身体带来种种益处的同时，也是预防"秋燥综合征"必不可少的一种手段。军队日常训练的运动量足够。

4. 调节心情，谨防秋燥

中医学认为，燥乃六淫之邪，为秋季主气，其性干燥，易耗津液。常见口干舌燥、鼻涩咽痛、皮肤干枯、大便干结、烦躁不安等一系列症状，医学上称为"秋燥综合征"。秋季防燥，要以养阴清燥、润肺生津为基本原则。立秋后基本上是以温燥

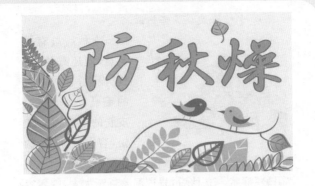

为主，表现为湿热、阴虚、火旺。初秋免不了出现
"秋老虎"的炎热天气，这种天气很容易令人心情
烦躁，应积极防范"情绪中暑"。要做到内心宁静，
神志安宁，心情舒畅，切忌悲忧伤感，即使遇到伤
感的事，也应主动予以排解。同时还应收敛神气，
以适应秋天容平之气。

5. 早卧早起，少辛多酸

立秋后，大家应在饮食起居上进行调整，夏
季的饮食结构和起居时间已经不适合这个节气
了。立秋之际已是天高气爽之时，应做到"早卧早
起"，早卧以顺应阴气之收敛，早起为使肺气得以
舒展，以防收敛太过。另外，早睡早起会让人情绪
饱满。此节气多加强夜里的睡眠时间以补偿夏
日的睡眠不足。酸味收敛肺气，辛味发散泻肺，秋
天宜收不宜散，所以要"少辛多酸"，即少吃葱、姜、
蒜、韭、椒等辛味食品，多吃酸性食品以增强肝脏
的功能，如蜂蜜、苹果、石榴、葡萄、芒果、柚子、柠
檬、山楂等。

6. 少吃冷饮，多喝热粥

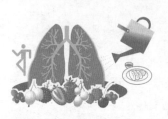

立秋后虽有了凉意，但还有些"暑气"没散，暑热中人的毛孔是张开的，皮肤的纹理比较疏松，容易受外界的邪气侵袭，出现头痛、恶寒、关节酸痛、腹痛腹泻等"阴暑"症状。立秋后，昼夜温差逐渐加大，脾胃容易在这种冷热刺激中发生不适。这段时期不要贪饮凉食，每天早晨起来之后最好喝碗热乎乎的菜粥，不但有助于调理脾胃，也有利于吸收更多的营养。此外，初秋晚上睡觉时不要通宵吹空调和电扇，腹部和膝盖最好加盖薄被或者毛毯。

五、护理小贴士

（1）及时增减衣服。立秋之后，昼夜之间的温差较大，不宜赤膊露体，也不宜穿得太多，太暖。

（2）多喝开水、淡茶水、果汁饮料、豆浆、牛奶等流质，以养阴润燥，弥补损失的阴润，但喝流质的饮食，尤其是饮料和水等液体饮料时，饮用方法颇多讲究、以少量频饮为最佳。

（3）多食新鲜蔬菜和水果。秋燥最容易伤人的津液。多数蔬菜、水果有生津润燥、消热通便之功效。蔬菜、水果等含有大量的水分，能补充人体的津液。另外，还可多吃些蜂蜜、百合、莲子等清补之品，以顺应肺脏的清肃之性。

（4）少吃辛辣煎炸热性食物，如韭菜、大蒜、葱、姜、八角、茴香等辛辣的食物和调味品，炸鸡腿、炸鹌鹑等煎炸的食物，多食皆会助燥伤阴，加重秋燥。

（5）重视精神调养。阴虚的人，肝火易旺，动辄发脾气，这就是人们常说的"搂不住火"。肝火偏旺，久则内耗阴津。到了秋季，其燥象更为明显。因此，预防秋燥的另一环就是要重视精神的调养，并以平和的心态对待一切事物，以顺应秋季收敛之性，平静地度过这一多事之秋。

秋燥容易导致的疾病

结膜炎：眼睛干涩、充血、刺痒

鼻出血：鼻腔黏膜干燥、易出血

咽喉炎：咽干疼痛、咽痒频咳、咯痰难出、声音嘶哑

水缺乏：口渴欲饮、小便短少

皮肤瘙痒：皮肤干燥、皲裂

29

半月板损伤

一、疾病简介

膝关节半月板损伤是一种以膝关节局限性疼痛,部分患者有打软腿或膝关节交锁现象,股四头肌萎缩,膝关节间隙固定的局限性压痛为主要表现的疾病。半月板损伤多由扭转外力引起,当一腿承重,小腿固定在半屈曲、外展位时,身体及股部猛然内旋,内侧半月板在股骨髁与胫骨之间受到旋转压力,而致半月板撕裂。

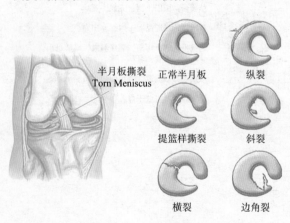

半月板撕裂
Torn Meniscus

正常半月板　　纵裂

提篮样撕裂　　斜裂

横裂　　边角裂

二、常见病因

多数有明显外伤史。损伤多由扭转外力引起,当一腿承重,小腿固定在半屈曲,外展位时,身体及股骨强烈内旋,内侧半月板在股骨髁与胫骨之间,受到旋转

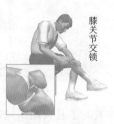

膝关节交锁

压力而致半月板撕裂;外侧半月板损伤的机制相同,但作用力的方向相反。破裂的半月板如部分滑入关节之间,使关节活动发生机械障碍,妨碍关节伸屈活动,形成"交锁"。

三、常见症状

急性期膝关节有明显疼痛、肿胀和积液,关节屈伸活动障碍。急性期过后,肿胀和积液可自行消退,但活动时关节仍有疼痛,尤以上下楼、上下坡、下蹲起立、跑、跳等动作时疼痛更明显,严重者可跛行或屈伸功能障碍,部分患者有交锁现象,或在膝关节屈伸时有弹响。

四、预防与治疗

1. 预防

(1)首先要避免膝关节处发生急性和慢性软组织损伤,特别是搬抬重物和做旋转运动时更应小心。

(2)除了注意运动姿势和运动的强度外,要

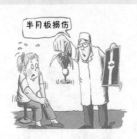

注意运动保护,如佩戴运动护具防止运动中的意外损伤。

(3)日常生活中,凡事要有预见意外发生的可能性,充分利用身边的工具帮助降低意外造成的半月板损伤风险。如上下公车或上下楼时,不要过于匆忙,可借助扶手帮助稳定身体再迈步走,有职业习惯的人,最好每隔一段时间变换劳作的姿势。

2. 治疗

(1)急性期

如关节有明显积液(或积血),应在严格无菌操作下抽出积液;如关节有"交锁",应用手法解除"交锁",然后用上自大腿上1/3下至踝上的管型石膏固定膝关节于伸直位4周。石膏要妥为塑型,患者可带石膏下地行走。在固定期间和去除固定后,都要积极锻炼股四头肌,以防肌肉萎缩。

(2)慢性期

如经非手术治疗无效,症状和体征明显,诊断明确,应及早手术切除损伤的半月板,以防发生创伤性关节炎。术后伸膝位加压包扎,次日开始做四头肌静止性收缩练习,2~3天后开始做直腿抬高运动,以防股四头肌萎缩,2周后开始下地行走,一般在术后2~3个月可恢复正常功能。

MT/CT-半月板损伤软骨损伤康复练习法(1)

MT/CT-1膝关节被动伸直练习

MT/CT-2足跟滑动练习

MT/CT-3站立位腓肠肌拉伸练习

MT/CT-4顶墙腘绳肌拉伸练习

MT/CT-5直抬腿练习

MT/CT-6抵球靠墙下蹲练习

MT/CT-7蹬台阶练习

MT/CT-8膝稳定性练习A

MT/CT-9膝稳定性练习B

MT/CT-10膝稳定性练习C

MT/CT-11膝稳定性练习D

（3）关节镜应用

关节镜可用于半月板损伤的治疗。半月板边缘撕裂可行缝合修复,通常进行半月板部分切除,保留未损伤的部分。对早期怀疑半月板损伤者可行急诊关节镜检查,早期处理半月板损伤,缩短疗程,提高治疗效果,减少损伤性关节炎的发生。通过关节镜手术创伤小,恢复快。

五、护理小贴士

（1）上下楼梯时必须全神贯注，且踏稳之后，再动第2步以避免外伤。

（2）为了避免膝部外伤，平时可戴上护膝以预防意外。

（3）加强股四头肌的功能锻炼，如徒手锻炼和负重锻炼等，可提高关节的稳定性能。

（4）饮食上少食油腻、高脂肪食物，多食蔬菜水果及粗粮。

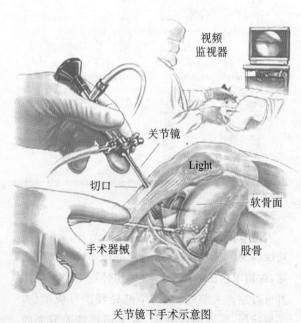

关节镜下手术示意图

30

抽筋

一、疾病简介

抽筋即肌肉痉挛。腿常抽筋大多是缺钙、受凉、局部神经血管受压引起。平时可适量补钙,多晒太阳,注意局部保暖,也要注意体位的变 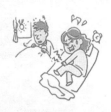 化,如坐姿睡姿,避免神经血管受压。也可做局部肌肉的热敷、按摩,加强局部的血液循环,如果还未改善,就应到医院检查治疗。

二、常见病因

(1)睡眠姿势不好,如长时间仰卧,使被子压在脚面,或长时间俯卧,使脚面抵在床铺上,迫使小腿某些肌肉长时间处于绝对放松状态,引起肌肉"被动挛缩"。

(2)疲劳、睡眠、休息不足或休息过多导致局部酸性代谢产物堆积,均可引起肌肉痉挛。如走路或运动时间过长,使下肢过度疲劳或休息睡眠不足,都可使乳酸堆积;睡眠休息过多过长,血液循环减慢,使二氧化碳堆积等。

(3)外界环境的寒冷刺激,如冬季夜里室温较低,睡眠时盖的被子过薄或腿脚露到被外。

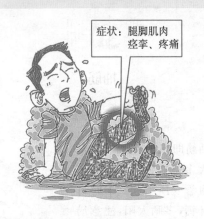

症状：腿脚肌肉
痉挛、疼痛

三、鉴别诊断

（1）全身强直性抽风：全身肌肉强直，一阵阵抽动，呈角弓反张（头后仰，小腿抽筋，全身向后弯呈弓形），双眼上翻或凝视，神志不清。

（2）局限性抽风：仅局部肌肉抽动，如仅一侧肢体抽动，或面肌抽动，或手指、脚趾抽动，或眼球转动，眼球震颤、眨眼动作、凝视等。大多神志不清。以上抽风的时间可为几秒钟或数分钟，严重者达数分钟或反复发作，抽风发作持续 30 分钟以上者称惊厥的持续状态。

减轻抽筋疼痛

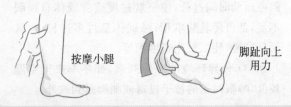

按摩小腿　　　　　　　脚趾向上用力

（3）高热惊厥：主要见于 6 个月到 4 岁小儿在高热时发生抽风。高热惊厥发作为时短暂，抽后神志恢复快，多发生在发热的早期，在一次患病发热中，常只发作一次抽风，可以排除脑内疾病及其他严重病疾，且热退后 1 周做脑电图检查正常。

（4）抽筋是一种肌肉自发的强制性收缩，以发生在小腿和脚趾的肌肉痉挛最常见，发作时疼痛难忍，可持续几秒到数十秒之久，尤其是半夜痉挛时往往痛醒。

四、预防与治疗

1. 预防

（1）穿舒服的鞋子。平足和其他身体构造的问题使一些人特别容易发生腿抽筋。合适的鞋是弥补的方法之一。

（2）拉松被褥。很多人睡觉时喜欢把被子捂得紧紧的，但是特别在仰卧的时候，被子可能压住足部，这样使腓肠肌和足底肌肉紧绷。紧绷的肌肉很容易发生痉挛。只要将被褥拉松一些就可以了。

（3）伸展肌肉。睡前伸展腓肠肌和足部肌肉可有助于在第 1 时间预防抽筋。伸展方法和腿抽筋时伸展腓肠肌和足部肌肉的方法相同。还可以将足前部置于楼梯踏步的第 1 阶，慢慢下压脚跟使脚跟位置低于阶梯位置。

（4）经常锻炼身体，防止肌肉过度疲劳。运动前做好充分的热身活动,伸展开腿部、腰部、背部、颈部和两臂的肌肉。增加运动量不可过急,应该遵守每星期增加 10% 的原则。

(5) 夜里抽筋的人,尤其要注意保暖,不妨试一试在睡觉前伸展一下肌肉,尤其是容易抽筋的肌肉部位。

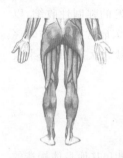

(6) 大量饮水。如果平时活动量大(包括散步、整理花园、做家务),需要补充液体以避免脱水,但是不要过量。大量液体能稀释血液中钠的浓度,这样可能导致各种问题,包括肌肉抽筋。应该饮用多少水取决于活动量和所食用的食物。因为口渴刺激随着年龄增长而变得越来越微弱,老年人可能会忘记喝足量的水。一些人还担心因为喝水太多而上厕所次数增多,特别是晚上更不方便。

2. 治疗

正确的处理步骤如下:①按摩抽筋部位。②小心地舒展、拉长抽筋部位的肌肉,使它保持在伸展状态。③在抽筋局部用毛巾热敷。

五、抽筋处理小贴士

1. 腓肠肌抽筋的处理

急剧运动时腓肠肌突然觉得疼痛、抽筋时,

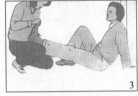
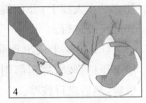
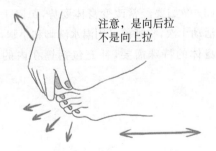

要马上捉紧踇趾，慢慢地伸直腿部，待疼痛消失
时进行按摩。

2. 游泳时抽筋的处理

（1）手指、手掌抽筋。将手握成拳头，然后用
力张开，又迅速握拳，如此反复进行，并用力向手
背侧摆动手掌。

注意，是向后拉
不是向上拉

（2）上臂抽筋。将手握成拳头并尽量屈肘，
然后再用力伸开，如此反复进行。

（3）小腿或脚趾抽筋。用抽筋小腿对侧的手，握住抽筋腿的脚趾，用力向上拉，同时用同侧的手掌压在抽筋小腿的膝盖上，帮助小腿伸直。

（4）大腿抽筋。弯曲抽筋的大腿，与身体成直角，并弯屈膝关节，然后用两手抱着小腿，用力使它贴在大腿上，并做震荡动作，随即向前伸直，如此反复进行。

（5）如果半夜出现腓肠肌抽筋时，可以利用墙壁压挡脚趾，将腿部用力伸直，直到疼痛、抽筋缓解，然后进行按摩。

六、护理小贴士

（1）经常喝水，不要等到口渴的时候再喝。大量出汗时应该补充营养强化型的运动饮料。

（2）注意饮食平衡，特别是从饮食中补充各种必需的营养成分。如：喝牛奶和豆浆可以补钙；吃蔬菜和水果可以补充各种微量元素。

（3）孕妇要经常改变身体姿势，每隔1小时左右活动1次，临睡前可用温水洗脚和小腿，还可根据身体的特殊需要，补充包括钙在内的营养成分。

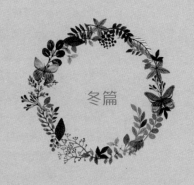

冬篇

小至

天时人事日相催　冬至阳生春又来
刺绣五纹添弱线　吹葭六管动浮灰
岸容待腊将舒柳　山意冲寒欲放梅
云物不殊乡国异　教儿且覆掌中杯
　　　　　　——杜甫

31

冻疮

一、疾病简介

冻疮是由于寒冷引起的局限性炎症损害。冻疮常见于冬季,由于气候寒冷引起的局部皮肤反复红斑、肿胀性损害,严重者可出现水疱、溃疡,病程缓慢,气候转暖后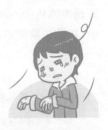自愈,易复发。冻疮一旦发生,在寒冷季节里常较难快速治愈,要等天气转暖后才会逐渐愈合,欲减少冻疮的发生,关键在于入冬前就应开始预防。

二、常见病因

冷疮系机体对寒冷发生的异常反应。冻疮是寒冬或初春季节时由寒冷引起的局限性皮肤炎症损害。好发生在肢体的末梢和暴露的部位,如手、足、鼻尖、耳边、耳垂和面颊部。现代医学认为冻疮是因为患者的皮肤耐寒性差,加上寒冷的侵袭,使末梢的皮肤血管收缩或发生痉挛,导致局部血液循环障碍,使得氧和营养不足而发生的组织损伤。中医学认为本病的发生是由于患者阳气不足,外感寒湿之邪,使气血运行不畅,淤血阻滞而发病。

众所周知,手脚和耳郭是人体血液循环的末梢部分,亦是冻疮的好发部位。深秋以后,气温突然降低,末梢血管内的血流也随即变得缓慢。当温度低于10℃时,上述部位的皮下小动脉遇冷收缩,静脉回流不畅,从而发生冻疮。也有部分患者是因为血管先天性变异、血管狭窄导致血流不畅而诱发冻疮的。因此,预防冻疮应针对其发病机制,提前采取措施,往往有事半功倍之效。

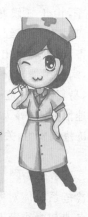

冻疮的成因

- 寒冷是冻疮发病的主要原因
- 患者自身的皮肤湿度、末梢微血管畸形、自主性神经功能紊乱、营养不良、内分泌障碍等因素也可能参与发病。
- 缺乏运动、手足多汗潮湿、鞋袜过紧及长期户外低温下工作等因素均可致使冻疮的发生

三、常见症状

(1)冻疮好发于初冬、早春季节,以妇女和末梢血液循环不良者多见,这些患者常伴有肢体末端皮肤发凉、肢端发绀、多汗等表现。皮损好发于手指、手背、面部、耳郭、足趾、足缘、足跟等处,常两侧分布。常见损害为局限性淤血性暗紫红色隆起的水肿性红斑,境界不清,边缘呈鲜红色,表

面紧张有光泽，质柔软。局部按压可褪色，去压后红色逐渐恢复。严重者可发生水疱，破裂形成糜烂或溃疡，愈后存留色素沉着或萎缩性瘢痕。痒感明显，遇热后加剧，溃烂后疼痛。

（2）有一种特殊类型的冻疮多见于女性的股部。临床上有特征性呈蓝红色浸润性的斑，对称分布在过度肥胖的股外侧面，偶可有继发性溃疡和常合并毛囊性角栓。这些损害完全与冷暴露有关，且在温暖环境中消退。

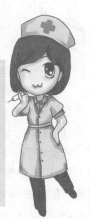

冻疮的症状

- 肢体末端皮肤发凉、肢端发绀、多汗等表现。
- 皮损好发于手指、手背、面部、耳郭、足趾、足缘、足跟等处。
- 常见损害为局限性淤血性暗紫红色隆起的水肿性红斑，境界不清，边缘呈鲜红色，表面紧张有光泽，质柔软。局部按压可褪色，去压后红色逐渐恢复。

四、预防与治疗

1. 预防

（1）加强锻炼，促进血液循环，提高机体对寒冷的适应能力。

（2）注意防冻、保暖防止潮湿，不穿过紧

鞋袜。

（3）受冻后不宜立即用热水浸泡或取火烘烤。

（4）伴有其他相关性疾病时应积极治疗。

（5）对反复发作冻疮者，可在入冬前用亚红斑量的紫外线或红外线照射局部皮肤，促进局部血液循环。

2. 治疗

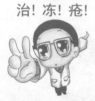

小军医教你
治! 冻! 疮!

（1）冻伤的肢体应迅速在温水中使之温暖，水的温度不超过 40.5℃，要小心避免烫伤失去知觉的组织，若下肢受累但需步行一定距离去接受医疗时，不要解冻，外伤（如行走）可进一步加重解冻组织的损害，若再冷冻肯定会严重受损，但被冻的时间越长，对以后组织的损害越大。若受冻部分不立即解冻，则应轻轻地清洁，保持干燥，用无菌绷带保护，直至温暖解冻，这种较为稳定的办法是可行的。患者可服 400 mg 异丁洛芬，若可能应全身保暖。

（2）在医院内进行总体检查期间，应迅速将肢体置于大容器内温暖，水温保持在 38～43℃。回暖后，微波测温，激光多普勒流量测定，血管造影或磁共振检查可用于检查周围循环，以指导治疗，改善预后。预防感染很重要，若坏疽是干的，感染不大可能。但湿性坏疽，像浸泡足一样，可能被感染，应该应用抗生素。若免疫接种不是最近进行的,则应给予破伤风类毒素。

(3) 温暖后,肢体应保持干燥,暴露于暖空气中,尽可能做到无菌。大多数患者有脱水和血液浓缩;应口服或静脉滴注补液,并恢复电解质到正常水平。可采用的内科疗法并不一致,但目标是恢复循环,使细胞损害减至最小。最有效的是低分子右旋糖酐,异丁洛芬和丁咯地尔。较强力的动脉内或静脉内给药以及化学或外科方法的交感切除现已很少应用,但对晚期灼痛还是有用的。营养和精神状态需要特别关心,手术应尽可能推迟,因为黑色硬壳常可脱落而留下活的组织。"正月冻伤,七月手术"是一句正确的格言。最好的长期治疗是洗漩涡浴及浴后轻轻擦干并休息。对冻伤后长期持续存在的症状(如麻木、对寒冷过敏)尚无治疗方法。

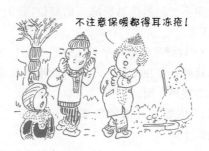

不注意保暖都得耳冻疮!

五、护理小贴士

夏治冻疮:冻疮如果在夏天就积极防治,当年冬天即可见效。这也是中医学冬病夏治的具

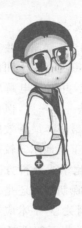

冻疮的护理

· 疮的护理应注重保暖，应避免将局部皮肤弄破

· 避免暴露在湿冷环境。

· 生冻疮后保持干燥，切忌抓挠，宜逐渐加热，如用温水而不用过热的水浸泡，以防溃烂成疮。

· 在冻疮未溃发痒时，切忌用手搔抓，以免破损，而已经破溃者，更应注意清洁消毒，保持干燥，防止反复感染和病情加重。

体体现。

（1）选用成熟的紫皮独头蒜，剥去外皮，捣碎成泥，在阳光下曝晒至温热，将蒜泥薄薄地涂在冬天易冻伤的部位。每天涂 3～5 次，连续 5～7 天。

（2）取干红辣椒 5～7 只，加水煮沸成辣椒汤，待水不烫时泡洗易患冻疮的部位，每天 1 次，连用 5 天。

（3）取鲜芝麻叶在生过冻疮的皮肤上搓擦 20 分钟，让叶汁留在皮肤上，1 小时后用水洗净。每日数次，连擦 1 周。

（4）生姜切片磨擦常患冻疮处，每天 1～2 次，连擦 1 周。

（5）红花 10 g、桂枝 15 g，煎汁擦洗易冻伤部位，每天 1 次，连用 5 天。

（6）鲜茄根 50 g，水煎浓汁后待不烫时洗擦患处，每天 1 次。

32

骨膜炎

一、疾病简介

骨膜炎是由于骨膜及
骨膜血管扩张、充血、水肿
或骨膜下出血,血肿机化,
骨膜增生及炎症性改变造
成的应力性骨膜损伤或化
脓性细菌侵袭造成的感染
性骨膜损伤。

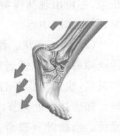

二、常见病因

(1)平时体育活动少,肌体协调能力差,突然
加大运动,训练跑跳,活动时间过长在跑跳过程
中足部反复用力后蹬,小腿肌肉长期交替处于紧
张状态,肌肉不断牵扯,使小腿胫腓骨膜撕裂损
伤,骨膜及骨膜血管扩张充血水肿或骨膜下出血
血肿机化,骨膜增生及炎症性改变。

(2)创伤后造成化脓性细菌感染。

三、常见症状

(1)全身症状。非感染性骨膜炎全身症状轻
微。只有在急性血源性骨髓炎,全身症状严重。
前驱症状有全身倦怠,继以全身酸痛、食欲缺乏、

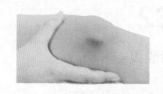

畏寒,严重者可有寒战,多有弛张性高热达 39～41℃,烦躁不安,脉搏快弱,甚至有谵妄、昏迷等败血症现象,亦可出现脑膜刺激症状。此患者往往有贫血、脱水和酸中毒。

(2)局部症状。骨膜炎局部疼痛、充血水肿、活动障碍。血源性骨髓炎早期有局部剧烈疼痛和跳痛,肌肉有保护性痉挛,患部肿胀及压痛明显。如病灶接近关节,则关节亦可肿胀,但压痛不显著。当脓肿穿破骨质、骨膜至皮下时,即有波动,穿破皮肤后,形成窦道,经久不愈。

四、预防与治疗

1. 预防

(1)在进行各项体育锻炼时要遵守循序渐进的原则,不能急于求成。

(2)运动前做好热身活动,以增强小腿的适应力,不要突然加大运动量,更不要在毫无准备的情况下直接进行强度训练。

(3)尽量避免在太硬及凹凸不平的地段上锻炼。

(4)注意掌握训练的动作要领,注意跑跳时要放松和落地时的缓冲,在运动训练后作小腿自我按摩和洗热水浴,以便放松肌肉,消除疲劳。

(5)骨膜炎疾病发作时切忌在小腿下段内侧

痛点用重手法摩擦，以免刺激骨膜引起反应性增厚，延长治愈时间。

2. 治疗

骨膜炎能不能彻底治愈，注意3个环节。

（1）及时明确诊断。骨膜炎症状主要是关节肿胀，其次是疼痛、功能障碍、肌萎缩，有些患者未经正确诊断，盲目治疗，丧失了最佳的治疗时机。

（2）及时有效的综合治疗。经确诊后及时正规有效的治疗是关键的，骨膜炎早期给予抗生素治疗，可以取得满意的疗效。

（3）及时的功能锻炼和康复后保健。骨膜炎在治疗过程中，主张治疗与功能锻炼同时进行，避免愈后并发症。

五、护理小贴士

1. 骨膜炎自测方式

骨膜炎是由于平时体育活动少或肌体协调能力差而突然加大运动训练导致的，如跑跳技术要领发挥不好，动作不正确，在过硬的运动场地活动时间过长，在跑跳过程中足部反复用力后蹬，肌肉不断牵扯等。

上述症状你是否也出现过呢？如果还不能确定可以来做一下下面的自诊测试！下列症状

是否存在。

（1）运动后小腿胫腓骨是否会发生疼痛？

（2）小腿内侧或踝关节上方是否有局限性肿胀？

（3）运动后小腿中下段是否有明显压痛？

（4）患侧局部是否有充血现象？

（5）X线摄片检查是否显示骨膜增厚？

（6）患肢是否有活动障碍？

如果对以上症状有几种或全部回答"是"的话，应该考虑到你可能患了骨膜炎性疾病。建议你尽早到医院做相应的检查，以免延误疾病的最佳治疗时间。

2. 骨膜炎小建议

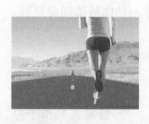

（1）休息。休息越早康复就越快。

（2）在患病早期疼痛剧烈时运用冰敷或者冷疗。冰敷可以减少肿胀和炎症反应，运用冰敷治疗后，还是有太多的炎症时，可以用冷冻方法。

（3）穿着减震吸收好的鞋子。

（4）在急性阶段特别是运动之前进行小腿三角肌肉的热疗，这样可以提供支持保护和减少对小腿的肌肉压力，避免肌肉的拉伤。热疗可以扩张血管，增加血液流速，改善组织血液循环。

33

烧伤

一、疾病简介

一般指热力,包括热液
(水、汤、油等)、蒸汽、高温
气体、火焰、炽热金属液体
或固体(如钢水、钢锭)等所
引起的组织损害,主要指皮
肤和(或)黏膜,严重者也可
伤及皮下或黏膜下组织,如肌肉、骨、关节甚至内
脏。烫伤是由热液、蒸气等所引起的组织损伤,是
热力烧伤的一种。中国九分法:由中国人民解放
军第三军医大学提出,将成人体表面积分为 11 等
份,其中头面颈部为 9%,双上肢为 2 个 9%,躯干
前后(各占 13%)及会阴(占 1%)为 3 个 9%,双下
肢包括臀部为 5 个 9%+1%(46%)。

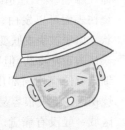

二、常见病因

热力、化学物质、电能、放射线等引起的皮肤、
黏膜甚至深部组织的损害,皮肤热力烧伤较为
多见。

三、常见症状

烧伤的严重程度取决于受伤组织的范围和

深度,烧伤深度可分为Ⅰ度、Ⅱ度和Ⅲ度。

Ⅰ度烧伤损伤最轻。烧伤皮肤发红、疼痛、明显触痛、有渗出或水肿。轻压受伤部位时局部变白,但没有水疱。Ⅱ度烧伤损伤较深。皮肤水疱。水疱底部呈红色或白色,充满了清澈、黏稠的液体。触痛敏感,压迫时变白。Ⅲ度烧伤损伤最深。烧伤表面可以发白、变软或者呈黑色、炭化皮革状。由于被烧皮肤变得苍白,在白皮肤人中常被误认为正常皮肤,但压迫时不再变色。破坏的红细胞可使烧伤局部皮肤呈鲜红色,偶尔有水疱,烧伤区的毛发很容易拔出,感觉减退。Ⅲ度烧伤区域一般没有痛觉。因为皮肤的神经末梢被破坏。烧伤后常常要经过几天,才能区分深Ⅱ度与Ⅲ度烧伤。

四、预防与治疗

1. 预防

(1) 物体燃烧后冒出浓烟,可以在此段时间内让人因缺氧而昏迷。应在整间房屋都灌满烟雾前,在烟雾层下爬出来。

(2) 衣物着火了,不要跑。建议在地上滚几下,把火苗压灭。

(3) 幼儿直接接触炉子或电器,都会引起接触烧伤,要尽量把孩子和这些危险物隔离开。

（4）当遭到烧伤和烫伤时，要第一时间将伤处用凉水进行冲洗，直到皮肤不再有灼伤的感觉为止，但一定不要用冰袋或是冰块来冷却皮肤。在民间也有用酒精的办法，如果烧伤不是很严重，则可以采用用酒精涂抹在受伤处的办法处理。

（5）当患者处理好伤口后，可以用一块纱布将伤口轻轻地覆盖一下，之后就慢慢地等待伤口恢复。在受伤的 24 小时以后要记得每天用肥皂水进行清理，清理后也还是可以用纱布盖住。

2. 治疗

1）Ⅰ度烧烫伤处理方法

用万花油或芦荟汁涂于伤处，一般 3～5 天可治愈；如果有烧烫伤药，恢复效果更佳。但不可随意在伤口涂抹牙膏、酱油及其他不明药性的液体或膏体，否则会刺激伤口，引起伤口感染，反而对恢复不利。

2）Ⅱ度烫伤处理方法

被烧伤、烫伤不可用生冷水冲洗、浸泡伤口，以防热毒内浸，伤口感染，引起肌肤溃烂。

正确的做法是：

（1）快速远离热源，褪去衣物让伤口处裸露；若衣物粘在伤口，不能强行脱掉，可用剪刀将衣物剪开。

（2）用白酒（20～50 度的食用白酒）或者第 2

芦荟

遍粳米淘米水冲洗伤口降温,防止余热对肌肤造成更深程度的烫伤。

(3)如果烫伤起泡,需要用消毒针头或者消毒剪刀把水泡挑破,泡皮保留,不要剪掉或者用手撕掉,能够保护创面,防止感染。

(4)伤口干净没有异物,可以直接使用烧烫伤药治疗。如:完肤油烫伤药,建议用中医中药治疗。如果没有烧烫伤药,可以用芦荟汁代替,取芦荟榨汁涂抹在伤口,不用包扎,暴露疗法对伤口恢复更有好处,降低留疤概率。

(5)伤口留有异物,必须小心清洗伤口,去除异物,再用药治疗。可以用粳米第2遍淘米水(如果自来水质量不好,可以用纯净水或凉开水淘米取第2遍淘米水)清洗伤口(这个方法是诊所专用,每试必验),用棉签小心去除异物。伤口清理好以后,再在伤口用药即可,如果烫伤面积大,程度深,造成人体严重脱水或发烧,建议及时送医院输液治疗,不然可能会危及生命。

3)Ⅲ度烫伤处理方法

Ⅲ度烫伤可以参照Ⅱ度烫伤处理方法,如果是大面积Ⅲ度烫伤,建议用以上方法急症处理后及时送医院输液治疗。

五、护理小贴士

(1)烧烫伤伤口尽量不要包扎,如果情况特殊必须包扎,可用纱布包,但不要包得太厚实,注意透气。

（2）不可在伤口随意涂抹不明药性的油状液体或者膏体，如牙膏、酱油这些是不能使用的。饮食方面要以清淡为主，忌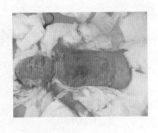食腥辣易上火食物。如海鲜、辣椒、狗肉等。

（3）伤口应该禁止接触生冷水，否则热毒内浸会造成伤口感染发炎，甚至溃烂，从而久治不愈，留下瘢痕。

34

胃炎

一、疾病简介

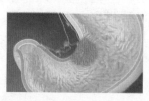

胃炎（gastritis）是各种原因引起的胃黏膜炎症，为最常见的消化系统疾病之一。按临床发病的缓急，一般可分为急性和慢性胃炎两大类型；按病因不同可分为幽门螺杆菌相关性胃炎、应激性胃炎、自身免疫性胃炎等。不同病因引起的胃炎其病理改变亦不同，通常包括 3 个过程即上皮损伤、黏膜炎症反应和上皮再生。急性胃炎根据其病理改变又可分为单纯性、糜烂出血性、腐蚀性和化脓性胃炎等，慢性胃炎根据其病理改变可分为非萎缩性、萎缩性和特殊类型胃炎三大类。各型胃炎的诊断和鉴别诊断主要依据胃镜检查。

二、常见病因

（1）理化因素。浓茶、浓咖啡、辛辣食物、烈酒、过冷或过热食物、粗糙食物等均可损伤胃黏膜，破坏黏膜屏障导致胃黏膜炎症。非类固

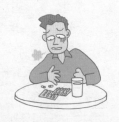

醇抗炎药如阿司匹林、吲哚美辛,某些抗生素、肾上腺皮质激素等药物不但可以刺激胃黏膜造成损伤,还会影响胃黏膜的修复而加重炎症。若吞服了某些强腐蚀剂,如硝酸、盐酸、硫酸、氢氧化钾、氢氧化钠等,可导致急性腐蚀性胃炎。

(2)生物因素。主要是各种致病菌及毒素,如沙门菌、大肠杆菌、嗜盐菌以及金黄色葡萄球菌毒素和肉毒杆菌毒素等。进食受到细菌或毒素污染的食物,数小时后即可发生胃炎。化脓菌如 α-溶血性链球菌、金黄色葡萄球菌通过血液或淋巴播散至胃壁,可引起急性化脓性胃炎。

(3)其他。如全身感染、严重创伤、大手术、休克、情绪剧烈波动等应激状态。胃内异物、胃结石、胃区放射治疗均可导致本病。

三、常见症状

起病较急,临床症状轻重不一。最常见的为急性单纯性胃炎,主要表现为上腹痛、腹胀、嗳气、食欲缺乏、恶心、呕吐等。有沙门菌或金黄色葡萄球菌毒素所致者,多伴有腹泻、发热,甚

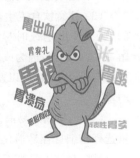

至脱水、休克。急性糜烂出血性胃炎可有呕血和黑便。急性化脓性胃炎则以全身败血症和急性腹膜炎为主要临床表现。急性腐蚀性胃炎症状

最为明显,表现为吞服腐蚀剂后口腔、咽喉、胸骨后、上腹部的剧痛,伴恶心呕吐,甚至呕血。唇、口腔、咽喉黏膜可产生颜色不同的灼痂,有助于各种腐蚀剂的鉴别。

四、预防与治疗

1. 预防

(1)细嚼慢咽。很多人习惯了吃饭时大快朵颐,总是慢不下来,认为自己吃饭很有效率,实际上这种做法是不对的。吃饭时必须细嚼慢咽,可以减少粗糙食物对胃黏膜的刺激。

(2)节律性饮食。很多打工一族吃饭很没有规律,随心所欲,想什么时候吃就什么吃,吃饭完全无规律,这样也有可能会患上胃炎,因为当你感觉到饿的时候你没吃,等真正吃的时候又吃不了多少。还有就是切忌暴饮暴食。

(3)注意饮食卫生。吃饭的时候要注意饮食的卫生,外出吃饭时尽量选择规模比较大的餐馆,少去路边摊,因为或多或少不是很卫生。最好可以自己动手做,可以避免外界微生物对胃黏膜的侵害。

(4)选择精细易消化的食物。吃饭时可以尽量选择精细且容易消化的食物,当然也要富有营养,否则,身体上又吃不消了。

(5)选择清淡的食物。不要经常吃很辣或很油腻的食物,可以适当地换换口味,来点清淡点的食物,多吃蔬菜,少喝酒和浓茶。清淡饮食既容

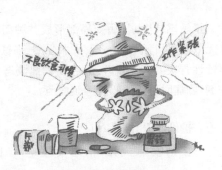

易消化吸收,又利于胃病的康复。

(6)尽量按时进食。每天三餐尽量按时吃饭,且不要吃得太饱。一般是说早餐吃好,中餐吃饱,晚餐吃早。就是说早餐吃得稍微丰盛有营养,中餐可以吃饱点,有利于一天的工作,晚餐吃早,有利于消化吸收。

(7)选择新鲜的食物。选择食物都要保证新鲜,存放太久的食物最好不要食用。可以多吃些蔬菜和水果。例如,土豆、番茄、苹果等。

2. 治疗

(1)一般治疗。卧床休息,去除病因,清淡流质饮食或适当禁食。呕吐、腹泻明显者及时补充电解质和水。

(2)对症治疗。给予胃黏膜保护剂和抑酸剂;细菌感染者应给与抗生素。

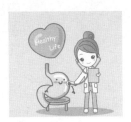

(3)特殊处理。急性化脓性胃炎应及早给

予大剂量敏感抗生素,病变局部形成脓肿而药物治疗无效时,可行手术治疗。吞服强酸、强碱所致的腐蚀性胃炎,可服牛奶、蛋清或其他液态黏膜保护剂,剧痛时可给予吗啡等镇痛药。

五、护理小贴士

（1）生活要有规律,情绪要稳定,睡眠要充足。

（2）饮食有节制,避免暴饮暴食。

（3）避免吃对胃有刺激性的食物、药物。食物方面特别是酸东西,比如像西红柿这样的食物,能不吃尽量不要吃,万一要吃也要饭后少吃一点。

（4）防治口腔、咽喉部位慢性炎症病灶。

（5）忌烟酒,在急性发作期更应严忌。

35

便秘

一、疾病简介

便秘（constipation），主要是指排便频率减少，1 周内大便次数少于 2～3 次，或者 2～3 天才大便 1 次，粪便量少且干结时称为便秘。医学上的便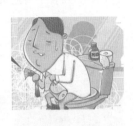秘是临床常见的复杂症状，而不是一种疾病，主要是指排便次数减少、粪便量减少、粪便干结、排便费力等。必须结合粪便的性状、个人平时排便习惯和排便有无困难作出有无便秘的判断。如超过 6 个月即为慢性便秘。

二、常见病因

1. 器质性便秘

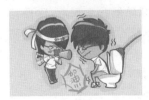

（1）肠管器质性病变肿瘤、炎症或其他原因引起的肠腔狭窄或梗阻。

（2）直肠、肛门病变。直肠内脱垂、痔疮、直肠前膨出、耻骨直肠肌肥厚、耻直分离、盆底病等。

（3）内分泌或代谢性疾病。糖尿病、甲状腺功能低下、甲状旁腺疾病等。

（4）系统性疾病。硬皮病、红斑狼疮等。

（5）神经系统疾病。中枢性脑部疾患、脑卒中、多发硬化、脊髓损伤以及周围神经病变等。

（6）肠管平滑肌或神经源性病变。

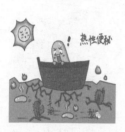

（7）结肠神经肌肉病变。假性肠梗阻、先天性巨结肠、巨直肠等。

（8）神经心理障碍。

（9）药物性因素。铁剂、阿片类药、抗抑郁药、抗帕金森病药、钙通道拮抗剂、利尿剂以及抗组胺药等。

2. 功能性便秘

（1）进食量少或食物缺乏纤维素或水分不足，对结肠运动的刺激减少。

（2）因工作紧张、生活节奏过快、工作性质和时间变化、精神因素等干扰了正常的排便习惯。

（3）结肠运动功能紊乱所致，常见于肠易激综合征，系由结肠及乙状结肠痉挛引起，除便秘外同时具有腹痛或腹胀，部分患者可表现为便秘与腹泻交替。

（4）腹肌及盆腔肌张力不足，排便推动力不足，难于将粪便排出体外。

（5）滥用泻药，形成药物依赖，造成便秘。

（6）老年体弱、活动过少、肠痉挛导致排便困难,或由于结肠冗长所致。

3. 其他病因便秘

（1）没有养成定时排便的习惯,忽视正常的便意,排便反射受到抑制,日久引起便秘。

（2）饮食过于精细少渣,缺乏食物纤维,由于纤维缺乏令粪便体积减小,黏滞度增加,在肠内运动缓慢,水分过量被吸收而导致便秘。

（3）液体量摄入不足。

（4）肥胖,不活动,主要是因病卧床或乘坐轮椅,缺乏运动性刺激以推动粪便的运动,摄食本身不能使粪便向前推进,在必须依赖医护人员的帮助引起便意的情况下,如患者有便意时,不能提供排便的机会,排便冲动消失,就不容易排便。

（5）忍着不便,经常这样忍着不便,最终酿成便秘。在一次又一次地放弃中,大肠对发出的便意信号反应越来越迟钝,渐渐地,没了便意了,严重的甚至没有排便欲望了。

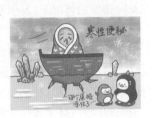

三、常见症状

（1）功能性便秘主要是由于肠功能紊乱所引起的。表现为平时排便顺畅的人,出现暂时性便秘的情形。通常发生于不吃早餐、摄食量过少、偏食等人群。

（2）急性器质性便秘主要是由胃肠道器质性

病变引起的急性的排便困难,其代表有肠梗阻和肠扭转。除排便困难外,主要表现为原发疾病的症状,常会伴随剧烈的腹胀、腹痛、呕吐等症状。

(3)顽固性便秘主要表现为便秘的症状,便次太少或排便不畅、费力、困难、粪便干结且量少。正常时,每日排便1~2次或2~3天排便1次,但粪便的量和便次常受食物种类以及环境的影响。

四、预防与治疗

1. 预防

(1)避免进食过少或食品过于精细、缺乏残渣、对结肠运动的刺激减少。

(2)避免排便习惯受到干扰:由于精神因素、生活规律的改变、长途旅行过度疲劳等未能及时排便的情况下,易引起便秘。

(3)避免滥用泻药:滥用泻药会使肠道的敏感性减弱,形成对某些泻药的依赖性,造成便秘。

(4)合理安排生活和工作,做到劳逸结合。适当的文体活动,特别是腹肌的锻炼有利于胃肠功能的改善,对于久坐少动和精神高度集中的脑力劳动者更为重要。

(5)养成良好的排便习惯,每日定时排便,形成条件反射,建立良好的排便规律。有便意时不要忽视,及时排便。排便的环境和姿势尽量方便,免得抑制便意、破坏排便习惯。

(6)建议患者每天至少喝6杯250 ml的水,进行中等强度的锻炼,并养成定时排便的习惯

（每天 2 次，每次 15 分钟）。睡醒及餐后结肠的动作电位活动增强，将粪便向结肠远端推进，故晨起及餐后是最易排便的时间。

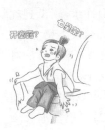

（7）及时治疗肛裂、肛周感染、子宫附件炎等疾病，泻药应用要谨慎，不要使用洗肠等强烈刺激方法。

2. 治疗

（1）坚持参加锻炼。参加力所能及的运动，如散步、走路或每日双手按摩腹部肌肉数次，以增强胃肠蠕动能力。对长期卧床患者应勤翻身，并进行环形按摩腹部或热敷。

（2）培养良好的排便习惯。建立正常的排便行为。可练习每晨排便一次，即使无便意，亦可稍等，以形成条件反射。同时，要营造安静、舒适的环境及选择坐式便器。

（3）合理饮食。应多吃含粗纤维的粮食和蔬菜、瓜果、豆类食物，多饮水，每日至少饮水 1 500 ml，尤其是每日晨起或饭前饮一杯温开水，可有效预防便秘。此外，应食用一些具有润肠通便作用的食物，如黑芝麻、蜂蜜、香蕉等。

（4）其他。防止或避免使用引起便秘的药

品,不滥用泻药,积极治疗全身性及肛周疾病,调整心理状态,良好的心理状态有助于建立正常排便反射。

五、护理小贴士

便秘吃什么可以快速排便?

(1) 黑木耳。黑木耳养分丰厚,除了能协助补气生血,还能有效协助医治便秘。其性滑利,具有润肠通便之功,对气血缺乏便秘者可以起到十分好的效果。

(2) 大白菜。大白菜水分含量高,并且所含养分物质丰厚,性质偏凉,有滑泄清利之力,适合改进便秘。

(3) 红薯。红薯削去外皮后洗净,切成小块,把切好的红薯放入煮锅里,加少许水,刚没到红薯外表即可,煮熟。红薯煮熟后倒入牛奶煮沸。放入适量白糖搅匀即可食用。注意:这个方法对于常常便秘和顽固性便秘的十分有效果。

(4) 坚果。坚果中富含丰厚的 B 族维生素和维生素 E、蛋白质、亚油酸、亚麻酸可以增加肠道中双歧杆菌的含量,连同植物纤维素一同影响肠道活动,然后起到润肠通便、医治便秘的效果。

(5) 苹果。苹果洗净,天天带皮吃 1 个,可防止便秘。天天带皮吃 4~5 个,可调节顽固性便秘。每日早、晚空腹吃 1~2 个,可调节习惯性便秘。

(6) 蜂蜜。蜂蜜中富含维生素、矿物质和酵素类物质。酵素可以协助人体消化、吸收并加强新陈代谢。便秘了来杯蜂蜜水吧！

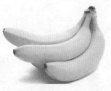

（7）香蕉。香蕉（熟香蕉）富含很多水溶性植物纤维，可以引起高渗性的胃肠液排泄，使粪便变软而易于排出。

36

多形红斑

一、疾病简介

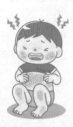

多形红斑为急性炎症性皮肤病,有自限性,皮疹多形,有红斑、丘疹、风团、水疱等,特征性皮损为靶形损害即虹膜状皮疹,有不同程度黏膜损害,少数有内脏损害。本病春秋季好发,男性略多于女性,以 10～30 岁发病率最高,20％为青少年。

二、常见病因

(1)感染。细菌、立克次体、支原体、螺旋体、衣原体、病毒、真菌、寄生虫等感染均有可能,单纯疱疹感染最常见。

(2)药物。抗生素、抗惊厥药、阿司匹林、抗结核药、抗真菌药等,常见致敏药物为磺胺类、青霉素类、非激素抗炎药、抗癫痫药等。

(3)接触物。如报春花、常青藤、辣椒素、松香、甲醛、镍等。

(4)内脏疾病。结缔组织病、血管炎、非霍奇金淋巴瘤、白血病、多发性骨髓瘤等。

(5)其他。文身、食物(橙色浆果)、物理因素(放射线、寒冷、日晒)等。

三、常见症状

（1）口腔黏膜。口腔黏膜的损害可以单独发生，也可与皮肤同时或先后发病。病损可以发生在口腔黏膜的任何部位。

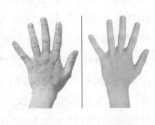

（2）唇部。多形渗出性红斑在口腔的罹患率是70%在唇部发生损害，故唇为本病的好发部位，而且以下唇为多见。初起时局部充血、水肿，在黏膜上所出现的红斑不如皮肤红斑那么明显和边界清楚，口腔黏膜由于言语、进食的摩擦运动，易致水疱破溃，所以常难以见到水疱期，检查常见唇内黏膜、唇红黏膜上有或大或小的糜烂面，渗出多，并有缓慢的自发或激发性渗血，以致血痂层层加厚；最终形成紫黑色茧状血痂。在言语、进食而牵拉唇部时易致出血加重；晨起可见上下唇粘连，唇红部为紫黑色血痂所覆盖，不能张口。

（3）口腔内部。口腔内发病的一般多在颊部。其临床表现也主要是充血、水肿、糜烂、渗出，而渗血现象不如唇部明显。其渗血现象由于涎液分泌、冲洗作用而易被忽略，在问诊时有的患者会忆及涎液中含有血迹现象。

（4）皮肤表现。多形渗出性红斑在皮肤上的表现是明显的。主要多见于手、足背及四肢伸侧或颜面出现各种形式的圆或椭圆形红斑,常对称地散在分布。初起红斑为鲜红色,可略凸起,逐渐转变成暗红色,在病变发展中,红斑呈离心性扩大,故形成外圈鲜红、内圈次之,中央则为陈旧之暗红色,状若彩环,或类似靶环,现称之为皮肤靶样红斑,此乃本病的皮肤特征。这种红斑中心也可出现水疱,甚至水疱中有出血点,有时呈深在性水疱并不凸起。

患者觉局部灼热、瘙痒不适。

四、预防与治疗

1. 预防

(1)士兵保持良好心态和稳定情绪,是减少训练伤的一个重要措施。官兵自身带教素质,预防训练伤的经验及医务监督部门,对军事训练伤产生了很大影响。加强对士兵的心理干预,并且要针对个体差异不同进行不同的心理干预。

(2)强化官兵自我保护意识也是一个重要措施。

(3)入伍前进行体育活动及参加体力劳动,是军事训练伤的保护因素。入伍前参加体育活动能快速适应部队基础训练,大幅度降低训练伤的发生率。

2. 治疗

1)病因治疗

病因明确者,针对病因治疗。

2）局部治疗

对皮损可用清洁、保护、止痒、温和消炎剂，如植物油、炉甘石洗剂、氧化锌油剂、硅油霜、糖皮质激素软膏等。口腔病变应用含漱剂，保持口腔清洁。眼部病变及早请眼科会诊。肛门、尿道口及外生殖器部位可用 0.05％ 氯己定液清洁，有感染时及时应用抗生素。

3）全身治疗

（1）口服抗组胺药、多种维生素，重症者补充水分和营养，保持水、电解质的平衡。

（2）对重症型病例早期、短程、系统应用糖皮质激素可及时控制病情发展，减轻症状和缩短病程。

（3）重症型病例可静脉注射免疫球蛋白治疗，尤其适用于糖皮质激素疗效不佳或有糖皮质激素禁忌证者。

4）其他

可应用左旋咪唑、环磷酰胺、环孢素、氨苯砜、沙利度胺等。

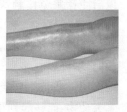

五、护理小贴士

（1）保持良好的心态。发现自己总是长多形红斑的时候，自己要注意保持一个良好的心态，不要过分紧张或是焦虑，也不要发急、发愁。因为焦虑也是引起多形红斑复发的一个原因，放松自己的心态，才会避免复发。心态很重要，不要自己将自己打倒。

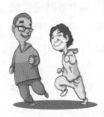

（2）避免接触过敏原。发现自己总是长多形红斑的时候，在平常的生活当中要注意避免接触过敏原。比如，避免接触油漆、粉尘等刺激性的物质，避免接触尘螨、饮食要注意避免进食鱼虾、螃蟹、蛋白等高致敏性的食物，避免接触上呼吸道感染者或者是单纯疱疹病毒感染的患者。自己可以总结一下每次都是在什么样的因素下导致多形红斑的发生，以后不要再接触类似的因素，就可以有效地避免多形红斑的复发。

（3）明确过敏原。发现自己总是长多形红斑的时候，可以去医院进行过敏原的检测，以明确自己是在什么样的条件下引起多形红斑发作的，以后注意避免接触这些过敏原就可以减少发作频次。

（4）药物的应用。发现自己总是长多形红斑的时候，可以在多形红斑发作前的时候，预防性地应用一些抗组胺类药物和一些外用的皮质激素类药物，能够起到很好的治疗效果。注意要按照医嘱来服用药物治疗，在多形红斑没有发生的情况下是可以不服用药物来治疗的。局部瘙痒的时候，可以外用炉甘石洗剂来达到止痒的目的。

（5）增强免疫力。发现自己总是长多形红斑的时候，需要增强免疫力来预防该疾病的发生。

经常参加体育锻炼。如：每天坚持慢走1万步以上；生活规律，早睡早起，避免熬夜做活，经常熬夜对机体的免疫力伤害很大，经常熬夜的人容易感冒，感冒可诱发多种疾病的发生。

（6）保持皮肤清洁。发现自己总是长多形红斑的时候，还需要保持皮肤清洁，有汗液的时候，及时进行沐浴。尤其是女性，多形红斑发生在脸部的时候，要避免使用化妆品。在多形红斑发作期，注意避免对局部进行过度的烫洗，也避免过多搔抓。有口腔病变者需要保持口腔清洁。

（7）饮食宜忌。发现自己总是长多形红斑的时候，饮食时要注意避免进食鱼虾、螃蟹、辛辣刺激性的食物外，多进食富含维生素的水果蔬菜，尤其是维生素C的水果，如：猕猴桃。多吃一些菌类的食物，如蘑菇、香菇，有很好的调节免疫力的作用。

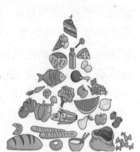

37

风湿病

一、疾病简介

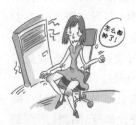

风湿病（rheumatism）是一组侵犯关节、骨骼、肌肉、血管及有关软组织或结缔组织为主的疾病，其中多数为自身免疫性疾病。发病多较隐蔽而缓慢，病程较长，且大多具有遗传倾向。在现代医学并不是指某一种特定的疾病，而是一类疾病的总称，包括滑囊炎、强直性脊柱炎、黏附性肩囊炎、骨性关节炎、银屑病、风湿热、类风湿性关节炎/复发性风湿病、红斑狼疮、巨细胞性动脉炎、多发性肌炎、腱鞘炎、纤维肌痛、炎性肠病关节炎、风湿性心脏病等。

二、常见病因

（1）免疫反应：机体对外源性或内源性抗原物质直接或通过巨噬细胞呈递的刺激，使相应 T 细胞活化，部分 T 细胞产生大量多种致炎性细胞因子造成各类组织器官不同程度的损伤或破坏；部分 T 细胞再激活 B 细胞，产生大量抗体，直接或与抗原结合形成免疫复合物，使组织或器官受到损伤或破坏。

此外,由单核细胞产生的单核细胞趋化蛋白(如MCP-1)等,也可参与炎症反应。大部分风湿性疾病,或由于感染产生的外源性抗原物质,或由于体内产生的内源性抗原物质,可以启动或加剧这种自身免疫反应,血清内可出现多种抗体。

(2)遗传背景:近年来的研究证明一些风湿性疾病,特别是结缔组织病,遗传及患者的易感性和疾病的表达密切相关,

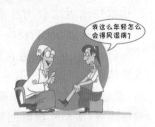

我这么年轻怎么会得风湿病?

对疾病的早期或不典型病例及预后都有一定的意义;其中 HLA(人类组织白细胞抗原)最为重要。

(3)感染因素:根据多年来的研究阐明,多种感染因子,微生物产生的抗原或超抗原,可以直接或间接激发或启动免疫反应。

(4)内分泌因子:研究证明,雌激素和孕激素的失调与多种风湿病的发生有关。

(5)环境与物理因素:如紫外线可以诱发系统性红斑狼疮(SLE)。

(6)其他:一些药品如普鲁卡因胺、口服避孕药,可以诱发 SLE 和抗中性粒细胞胞质抗体(ANCA)阳性小血管炎。

三、常见症状

(1)疼痛。疼痛是最重要的风湿病临床表

现,通常表现为剧烈的刀割似疼痛或较为温和的酸痛或胀痛。类风湿病更有明显的对称性和游走性疼痛。在风湿病中,不少疾病的疼痛都有随气候变化而变化的特点。

(2)压痛。对大多数的器质性疾病而言,可以根据压痛点来较为准确地找到病变的部位。压痛程度通常可大致反映病变的轻重。

(3)僵硬感。患者在晨起时、开始活动时或在机体较长时间处于某一姿势后改变另一姿势时,常感到关节、肢体、腰部等受累部立有僵硬感及疼痛等;活动一段时间后,这种僵硬感及疼痛可以减轻甚至消失。

(4)肿胀。这里所说的肿胀不是指用手指压迫后出现的指凹性水肿,而是指用手指压迫后不出现凹陷的肿胀。

(5)活动障碍。指受累关节或脊柱不能达到正常的活动角度。有些活动障碍是因疼痛造成的,疼痛缓解后,活动障碍也随之消失。

四、预防与治疗

1. 预防

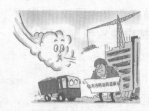

(1)加强锻炼,增强身体素质。凡坚持体育锻炼的人,身体就强壮,抗病能力强,其抗御风寒湿邪侵袭的能力比一般未经过体

育锻炼者强得多。

（2）避免风寒湿邪侵袭。大部分患者发病前或复发前都有汗出当风凉、接触冷水等情况，说明这些因素在风湿发生发展过程中起着重要的作用。春季雨水较多，正是万物萌发，树木花草发芽、长枝、生叶、开花之际，这时，也是类风湿关节炎的好发季节，所以，要防止受寒、淋雨和受潮，关节处要注意保暖，不穿湿衣、湿鞋、湿袜等。夏季暑热当令，不要贪凉受露，暴饮冷饮等。要正确进行美容护肤，别为了美什么都不顾。秋季气候干燥，但秋风送爽，天气转凉，要防止受风寒侵袭，冬季寒风刺骨，注意保暖是最重要的。另外，在水湿潮冷的环境中的，如露天作业，一定要注意使用劳动保护用品，劳动或劳动后，不可乘热身汗出便入水洗浴。垫褥、被盖应勤洗晒，以保持清洁和干燥，劳动出汗，当风吹，内衣汗湿后应及时更换洗净。

（3）注意劳逸结合。过度劳累，正气损，风寒湿邪可乘虚而入。临床上，有些类风湿关节炎患者的病情虽然基本控制，处于疾病恢复期，但往往由于劳累而重新加重或复发，所以，要劳逸结合，活动与休息要适度。

（4）保持正常的心理状态。保持正常的心理状态，对维持机体的正常免疫功能是重要的。中医学认为，七情（喜、怒、哀、思、悲、恐、惊）过，能影响脏腑的正常功能，主要是影响内脏的气机，使气机升降失调，气血功能紊乱，抗病能力下降，易受外邪侵袭而发病。

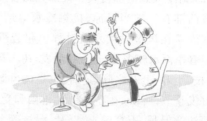

（5）预防和控制感染。有些类风湿关节炎是在患了扁桃体炎、咽喉炎、鼻窦炎、慢性胆囊炎、龋病等感染疾病之后而发病的。人们认为这是由于人体对这些感染的病原体发生了免疫反应而引起本病的。所以，预防感染和控制体内的感染病灶也是重要的。

2. 治疗

（1）非甾体类抗炎药（NSAIDs）。此类药物的作用，主要为解热、消炎和镇痛，而达到减轻炎症反应和目的。最早为阿司匹林（乙酰水杨酸），至今仍为治疗急性风湿热及风湿性关节炎的有效药物。后来生产出各种水杨酸类药物，常用的有布洛芬、双氯芬酸、吲哚美辛、吡罗昔康、萘普生等，但各种药物的药代动力学及不良反应各不相同，主要影响胃肠、肾、肝和血液系统，使用时一定要注意剂量、用法、不良反应等。

（2）肾上腺皮质激素：主要是指糖皮质激素，因为这类药物有抗炎和免疫抑制作用，有较强和快速的消除炎症及炎症反应带来的各种症

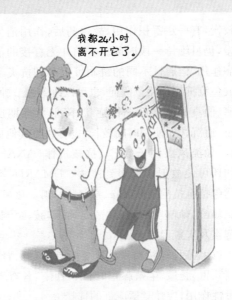

我都24小时离不开它了。

状,如发热、关节肿胀和疼痛。所以对各种风湿性疾病,常被用为第一线药物。临床上应用的有短效、中效和长效等制剂。用法有口服、肌肉或关节腔内注射、静脉注射,可根据病种、病情作不同的选择。但由于其并非根治药物,长期大量使用可诱发感染、骨质疏松、股骨头坏死、糖尿病、消化性溃疡、高血压、精神异常等;且如停药过快易产生病情反跳现象,故应注意根据病种和病情,调节使用药物的种类和剂量。除重症患者外,原则上以小剂量、短疗程为宜。

(3)改善病情的抗风湿药物(DMARD)又称为慢作用抗风湿药物。此类药物包括许多种类结构不同、作用各异的药物。它们的共性是起效比较慢，有一定蓄积作用，故停药后，作用消失也较慢，仍可维持一段时间。它们并无直接的消炎止痛作用，但通过不同的机制可以起到抗炎及免疫或免疫抑制作用。因而，也可以改善关节肿胀、疼痛、僵直和减轻系统性症状，降低急性期反应蛋白、血沉。如使用时间较长，也可改善其他免疫指标，如类风湿因子（RF）、抗核抗体（ANA）等。有的还可使放射影像得到改善。DMARDs 类的药物包括有抗疟药（-氯喹、羟氯喹），柳氮磺吡啶，甲氨蝶呤，硫唑嘌呤，环磷酰氨，青霉胺，金制剂，环孢素及来氟米特。

以上各种药物对人体重要的脏器（肝、肾、膀胱、肺、胃、肠道、生殖腺）和组织（骨髓）各有不同的毒性作用，应注意适应证的选择。

五、护理小贴士

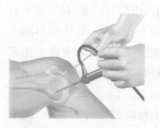

（1）居住的房屋要通风、向阳，保持空气新鲜。不要在水泥地板及风口处睡卧。

（2）洗漱宜用温水，睡前洗脚，最好将双足浸入中药洗方汤药中，不但可以促使下肢血流通畅，还可以消肿痛、除风湿。

（3）风湿病急性期或急性发作期，有明显的红、肿、热、痛者，要卧床休息 2～3 周，肾虚及腰椎病患者忌性生活。

（4）患者出汗较多时，须用干毛巾及时擦干，衣服汗湿后应及时更换，避免受风寒湿侵体。

（5）注意保暖，避免受风、受潮、过度劳累及精神刺激，预防感冒，以减少自然因素对疾病的影响。

（6）风湿病患者在饮食方面要按自己所患病症的轻重，遵照医嘱，调理饮食和忌口。

（7）风湿病在病情控制后可以参加一些省力的日常劳动，并坚持体育锻炼以增强体质，提高抗病能力。

（8）风湿患者要保持良好的精神状态，正确对待疾病，切不可急躁焦虑。

38

口角炎

一、疾病简介

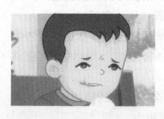

口角炎俗称"烂嘴角",表现为口角潮红、起疱、皲裂、糜烂、结痂、脱屑等。患者张口易出血,吃饭说话均受影响。口角炎的诱发因素是冷干的气候,会使口唇、口角周围皮肤黏膜干裂,周围的病菌乘虚而入造成感染;口唇干裂时,人们会习惯性地用舌头去舔,促使口角干裂;若从膳食中摄取的维生素减少,造成体内 B 族维生素缺乏,还会导致维生素 B 缺乏性口角炎的发生。

二、常见病因

(1)机械因素。牙齿位置不合适,致使上唇压叠于下唇,口角发生皱褶,该处黏膜经常处于浸渍中。

(2)营养缺乏。维生素 B_2(核黄素)缺乏,可伴有草莓样舌和阴囊瘙痒等。体力消耗过多或身体衰弱、营养不良、铁、蛋白质供给不足和多种维生素缺乏,如烟酸、维生素 B_6 等可致本病。

（3）感染。病原菌多为低毒性的化脓球菌或白色念珠菌。某些皮肤病，如异位性皮炎、脂溢性皮炎；流涎病浸润口角；咬指、咬笔杆等也可引起该病。

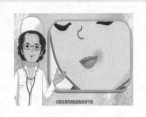

三、常见症状

1. 营养不良性口角炎

营养不良性口角炎在营养缺乏和 B 族维生素缺乏者中常有发生，以 B 族维生素缺乏引起的口角炎最常见。表现为双侧口角湿白色，糜烂或溃疡，有横的沟裂，甚者自口角向口内黏膜或口周皮肤延伸，沟裂深浅、长短不一，疼痛不明显，口角常在受刺激时疼痛。常伴有唇干燥、裂纹，偶见鳞屑，唇微肿。舌背平滑，丝状乳头萎缩，水肿肥厚的菌状乳头散在分布，舌缘常有齿痕。还常伴发唇炎、舌炎。

2. 球菌性口角炎

球菌性口角炎是由于链球菌、葡萄球菌感染引起的口角炎。多见于老年无牙的患者。表现为双侧口角湿白色，糜烂或溃疡，有横的裂纹，还可化脓、出血、结痂。

3. 真菌性口角炎

真菌性口角炎是由于真菌（主要是白色念珠菌）感染引起的口角炎。表现为双侧口角湿白且

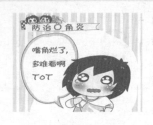

白色更加明显,有糜烂或溃疡,有横的裂纹,还可能有化脓、出血、结痂,常伴发唇炎及唇部糜烂。高碘酸希尔(PAS)染色可见念珠菌菌丝。

四、预防与治疗

1. 预防

(1) 保护好面部皮肤,保持口唇清洁卫生,进食后注意洁净口唇。口唇发干时,不妨涂少许甘油、油膏或食用油,防止干裂发生,注意不要用舌头去舔,如果用舌头去舔,唾液中的钠氯、淀粉酶、溶菌酶等在嘴角处残留,形成一种高渗环境,导致局部越发干燥,从而发生糜烂。

(2) 补锌治疗口角炎。补锌增加体内的锌含量,从而使体内有足够的锌参与机体的代谢,充分治疗口角炎。对于小孩来说,日常补锌以服用补锌制剂为主。还可以适当吃一些含锌量高的食物,比如牡蛎、蛋类、瘦肉和动物肝脏等。

2. 治疗

(1) 营养不良性口角炎。一般给予维生素 B_2,同时口服复合维生素 B 族。因在

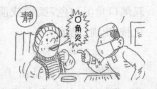

B_2 缺乏时烟酸及维生素 B_6 也往往缺乏。加强局部护理,口角局部可用甲紫(龙胆紫)涂抹,保持清洁卫生。牙殆间距离过短者须矫形修复。

(2)球菌性口角炎。治疗应在局部清洗干净后,用抗生素(如红霉素软膏)涂擦,同时可口服广谱抗生素,可用青霉素 V 钾片、磺胺药、螺旋霉素等口服。

(3)真菌性口角炎。治疗应局部用制霉菌素液清洗、擦干,然后局部涂制霉菌素、克霉唑、咪康唑等。

五、护理小贴士

1. 注意口腔卫生

古话说得好,病从口入,祸从口出。平时吃完食物,记得要漱口刷牙,必要时,可以购买口腔清洁剂来帮助。这样更加的彻底地清洁牙齿,巩固牙齿以及口腔卫生。

2. 注意脸部卫生

脸部跟口腔靠的距离非常的近。当脸部比如嘴唇太干,开裂前,就应当给予一个保湿的修复。如涂抹保湿霜、乳液,或者是甘油。

小贴士:当嘴唇干时,记得千万不要用舌头舔口唇,因为唾液中的淀粉酶、溶菌酶等在嘴角处残留,容易让嘴唇局部更加干燥,有一定概率会引发糜烂。

3. 注意休息时间

如果经常熬夜,作息时间不固定,容易导致

人体内分泌错乱、失调，从而让身体出现很多错误的信号。使得很多疾病发生。口角炎也是其中之一。

4. 注意营养均衡

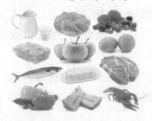

我们从小就要培养一个懂得保护自己身体的好习惯。养成营养均衡的概念。我们每天要吃蔬菜、水果、小米、牛奶和鸡蛋等蛋白质食品，让人体每日所需不会缺乏。

5. 注意维生素问题

（1）我们都知道维生素，对人体起着非常重要的作用。特别是不能缺乏维生素 B_2。根据医学研究调查得知：缺乏维生素 B_2、叶酸比较容易口角炎。

（2）除了上面的水果补充维生素以外，还可以口服维生素 B_2 等。

（3）富含维生素 B_2 的食品：动物肝脏、鸡蛋、牛奶、豆类及某些蔬菜，如雪里蕻、油菜、菠菜、青蒜等绿叶蔬菜都能提供维生素 B_2。

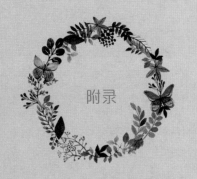

附录

大健康管理

目前,中国有了新的年龄段划分标准,45 岁以下为青年,45～59 岁为中年,60～74 为年轻的老人或老年前期,75～89 岁为老年,90 岁以上为长寿老年人。中国人的平均寿命较几十年前明显延长,但是一些慢性非传染性疾病的发病率也逐年增加,人的寿命虽然延长了,但是生活质量却呈下降趋势,尤其是进入中年以后。如何提高中国人的整体生活质量已经成为备受关注的社会问题。国家卫生健康委员会以提高全民健康水平为己任,联合各级地方政府推行了一系列健康促进活动,更进一步强调了疾病的早期预防,疾病的预防并非空喊口号,而是体现在公共健康管理和公共安全管理两大方面,其中,公共健康管理包括体检、慢性非传染性疾病的预防、灾害应对;公共安全管理包括食品安全、科学健身、用药安全和睡眠管理。以上健康目标的实现,除了依靠医务人员的辛勤劳作,还要求广大群众摒弃不健康的生活方式,"管住嘴、迈开腿、多读书、少上网",按照专业人员和专业书籍的指导按部就班地管理自己的健康。

健康体检

健康体检是在身体健康时主动到医院或专门的体检中心对整个身体进行检查,主要目的是通过检查发现是否有潜在的疾病,以便及时采取预防和治疗措施。许多自以为健康的中年人健康情况很不乐观，50％以上的中年人不同程度地患有各种慢性非传染性疾病，如糖尿病、高血压、高血脂等。对于健康体检的频率，每个人应该根据自己的年龄、性别、职业、身体状况、家族病史等制订健康体检计划。健康状况良好的青壮年：每1～2年检查一次，检查的重点项目是心、肺、肝、胆、胃等重要器官，以及血压等。体质较差尤其是患有高血压、冠心病、糖尿病、精神疾病和肿瘤等带有遗传倾向类疾病家族史的人，至少每年检查一次。中老年群体患各种慢性非传染性疾病的概率增加，健康体检的间隔时间应缩短至半年左右。特别是步入 60 岁的老年人，间隔时间应在3～4 个月，检查项目由医生酌情决定，但每次都应检查血压、心电图、X 线胸透片和血尿便常规。鉴于糖尿病的发病率近年来显著增高，中老年人尤其是肥胖或有高血压、冠心病病史者，每次应注意检查尿糖及血糖。如果有条件，最好每次都能由固定的医生主持检查，以便全面、系统地掌握受检者的健康状况，对受检者进行保健指导。已婚妇女除进行上述检查外，还应定期（至少每年 1 次）检查子宫和乳腺，以便早期发现妇女多发的宫颈癌和乳腺癌。

慢性非传染性疾病的预防

常见的慢性病主要有心脑血管疾病、癌症、糖尿病、慢性呼吸系统疾病，其中心脑血管疾病包含高血压、脑卒中和冠心病。慢性病的危害主要是造成脑、心、肾等重要脏器的损害，易造成伤残，影响劳动能力和生活质量，且医疗费用极其昂贵，增加了社会和家庭的经济负担。慢性病的发病原因60%起源于个体的不健康生活方式，吸烟，过量饮酒，身体活动不足，高盐、高脂等不健康饮食是慢性病发生、发展的主要行为危险因素。除此之外，还有遗传、医疗条件、社会条件和气候等因素的共同作用。保持健康的生活方式是预防慢性非传染性疾病的关键，"合理膳食、适量运动、戒烟限酒、心理平衡"是预防慢性病的十六字箴言。"十个网球"原则颠覆了我们以往的饮食习惯，使我们的饮食更加科学、量化、易于管理，每天食用的肉类不超过1个网球的大小、每天食用的主食相当于2个网球的大小、每天食用的水果要保证3个网球的大小、每天食用的蔬菜不少于4个网球的大小。"十个网球"原则已经成为新的健康饮食标准。此外，每天还要加"四个一"，即1个鸡蛋、1斤牛奶、1小把坚果及1块扑克牌大小的豆腐。

灾害应对

由于环境污染和人类不合理的开发，自然灾害发生的频率也呈现增加的趋势，地震、海啸、台风、泥石流、恶劣天气等每天都在世界各地轮番上演。自然灾害在给人类生产、生活造成不便外，也带来一系列公共卫生问题。一些传染病经常随着自然灾害的发生伺机蔓延,在抗震救灾的同时,卫生防护工作同样作为灾害应对的重点内容。国家卫生健康委员会每年都会发布各类灾害的公共卫生防护重点。比如,台风后的灾害防病要点为:清理受损的房屋特别是处理碎片时要格外小心;在碎片上走动时,需穿结实的鞋子或靴子,以及长袖衣服,并戴上口罩和手套;被暴露的钉子、金属或玻璃划伤时,应及时就医,正确处理伤口,根据需要注射破伤风针剂;不要生吃被掩埋和洪水浸泡过的食物;不要在密闭的避难所里使用木炭生火和使用燃油发电机,以免由于空气不流通导致一氧化碳中毒。此外,国家卫生健康委员会在全国自然灾害卫生应急指南中就每一种自然灾害都提出了相对应的卫生策略,其共同点是保护水源、食品的卫生,处理好排泄物,做好自身清洁防护工作。灾害无情,每个人参与其中,学会合理应对才能将损失降至最小。

食品安全

食品安全是目前全球关注的话题,因为食品安全是人类安身立命之本,食品不安全也是各种疾病的源头。不健康的饮食不仅会带来高血压、高血脂、糖尿病、肥胖等慢性病,还可能造成一些食源性疾病,包括食物中毒、肠道传染病、人畜共患传染病、寄生虫病等。关于食品安全,国家每年都会出台若干项食品安全标准,并将食品安全上升到立法的高度,形成了《中华人民共和国食品安全法》,严格规范食品添加剂的使用和食品的生产销售流程。作为一名中国公民,我们有责任履行《食品安全法》的规定,从自身做起,不购买、销售、食用存在安全风险的食品,坚持使用有正规渠道的食品,选择绿色健康食品,并非沉迷于宣传广告所说的"有机食品",形成正确的食品观;除此之外,我们每个人都有监督管理的权利和义务,发现市场上销售和使用安全隐患的食品后,我们可以向食品管理相关部门检举或者投诉,起到规范食品市场、服务公共食品安全的作用。

科学健身

最近两年一股健身热潮席卷全国,健身的本质是各种类型的体育锻炼,体育锻炼不仅有塑身美体的功能,最重要的是,通过体育锻炼可以达到防病治病的功效,尤其是对一些慢性非传染性疾病(高血压、高血脂、糖尿病等)的管理,也经常被用于一些疾病康复期的功能锻炼,如中风、冠心病、心衰等疾病。2018 年,国家以"健康中国行-科学健身"为主旨在多个省市举办了百余场不同主题的科学健身运动,目的是向全国人民传达正确的健身理念,促进大家形成科学的健身行为,真正起到强身健体的作用。国家卫生健康委员会推荐:每周运动不少于 3 次;进行累计至少150 分钟中等强度的有氧运动;每周累计至少 75分钟较大强度的有氧运动也能达到运动量;同等量的中等和较大强度有氧运动的相结合的运动也能满足日常身体活动量,每次有氧运动时间应当不少于 10 分钟,每周至少有 2 天进行所有主要肌群参与的抗阻力量练习。但是,老年人应当从事与自身体质相适应的运动,在重视有氧运动的同时,重视肌肉力量练习,适当进行平衡能力锻炼,强健肌肉、骨骼,预防跌倒。儿童和青少年每天累计至少 1 小时中等强度及以上的运动,培养终身运动的习惯,提高身体素质,掌握运动技能,鼓励大强度的运动;青少年应当每周参加至少 3 次有助于强健骨骼和肌肉的运动。此外,特殊人群(如婴幼儿、孕妇、慢病患者、残疾人等)应当在医生和运动专业人士的指导下进行运动。

用药安全

"有病乱投医,无病乱吃药"的现象可见于每个年龄段的人群中,尤其多见于老年群体。电视、电脑等各种媒体上为了经济效益鼓吹药品的功效,以保健瓶冒充药物夸大功效,甚至售卖假药,老年群体因为文化程度、理解能力或者急于求成的心理作祟,常常轻信谣言购买和使用假药。屡有新闻曝光老年人因使用广告药品而导致经济损失、身体功能受损,甚至是失去生命的案例。WHO 的一项调查表明,全球每年约有三分之一的患者死于不明原因的用药。仅 2012 年一年,国家药品不良反应监测网络共收到不良反应报道事件 120 多万份,其中中老年患者占 44%。随着老龄化的到来,中国老龄人口的比例逐渐增多,而如何规范老年合理用药是中国亟须攻克的重大难题。因为疾病和个体的差异,不同的药品适用于不同的疾病,在不同的个体中起作用,因此求新求贵的用药观念都是错误的,没有最好的药,只有最适合的药。用药的前提是医生对病情的整体判断,根据老年患者的需求确定或者更改用药方案,老年患者切不可根据自己的理解盲目选择或更改用药剂量。老年人用药的首要误区就是自行停药,尤其多见于高血压患者,造成的不良后果就是反跳性的血压升高,甚至脑血管的破裂。在用药原则上,专家推荐,用药种类尽量少,能用一种药物解决问题,尽量不同时使用多种;用药从小剂量开始;药物方案简单容易遵从;首选副作用小的药物。本原则适用于所有年龄段的群体。但是,专家进一步指出,用药方案每一个阶段的决策应该由专业的医生和药剂师来完成,而非用药者本人。

睡眠管理

睡眠占据人体生命周期的三分之一时间,睡眠的好坏直接关系到人体的生存质量。睡眠障碍是指睡眠量不正常以及睡眠中出现异常行为的表现,也是睡眠和觉醒正常节律性交替紊乱的表现。睡眠不好会对机体产生一系列的危害,导致各种代谢紊乱,如新陈代谢紊乱、躯体(各脏器)的提早衰竭、免疫功能下降、大脑功能减退、内分泌功能紊乱等。长期睡眠不好还会影响心理健康,进一步使机体不能有效地抵抗和战胜疾病尤其要关注老人和儿童的睡眠质量。除了药物的治疗,睡眠质量的提高可以通过生活方式的改善来实现。关于睡眠管理,2017年世界睡眠日的主题是"健康睡眠,远离慢病",国家卫生健康委员会官方网站发布了很多篇关于睡眠管理的专家意见,首先,给自己一个舒适的睡眠空间,床要舒服,卧室内最好悬挂遮光效果好的窗帘,同时把门窗密封工作做好,省得外面的噪声吵到您的休息;然后,冬天气候干燥,在卧室里放一个加湿器会对睡眠起到好的作用。床头边放上一杯水,万一夜里渴了也不用起来找水喝,免得困意全消;其次,睡前不要服用让中枢神经兴奋的药物,咖啡、浓茶、巧克力都是睡前不该选择的食物。也有人认为,喝点酒可以帮助睡眠,其实不然,不少人酒醉睡醒后感到自己浑身无力、头也昏沉沉的,正是酒精使睡眠质量下降了。除了药物和生活方式干预,保持心情舒畅,适当减压也是快速入睡、提高睡眠质量的关键。

身体是革命的本钱,在大健康管理的背景下,国家和政府将更多的精力投入到疾病院前的预防和管理上,促进健康、保持健康、追求健康已经不单单是个体的选择,这份参与和热情已经上升到爱国的高度,建设健康中国、健康城市、健康农村已然是国家的重大政策。尤其是在老龄化社会、亚健康人群增多的背景下,对于全民健康的促进和管理更是一场持久攻坚战。秉持积极投身公益、热心科普、服务社会、惠及民众的原则，上海市老年慢病科普团队以科普系列丛书的形式，以职业人群为划分点，关注公共健康管理和公共安全管理，向大众传播科普知识，期望能够帮助广大职业群体形成健康理念，改善健康行为，养成健康体魄，从而助力健康中国的伟大建设。

医院就诊先知道——看病挂号一览表

症状	挂号科室
眩晕	
头晕与头的位置改变有关，如躺下或翻身头晕	耳鼻喉科
站不稳，眼球乱转，甚至意识不清	神经内科
晕时脖子疼，伴有手脚麻痹症状	骨科
晕时心前区疼痛、心慌，心脏不适	心内科
用眼过度时头晕	眼科
面色苍白	血液科
头痛	
伴有眩晕、耳鸣，或者鼻塞、流涕	耳鼻喉科
一侧头痛，疲劳、紧张时加重	神经内科
外伤引起的头痛	神经外科
肚子疼	
右上腹和右下腹的急性腹痛	普外科
腹泻伴发热	肠道门诊
腹痛伴尿急、尿频、尿痛、血尿	泌尿科
女性，停经后发生急性腹痛	妇科
腹痛伴有反酸、呕吐、腹泻	消化内科
胸痛	
胸口或胸前疼痛，有压迫感，伴有心慌气短	心内科
因骨折等外伤所致，弯腰、侧弯时疼痛加剧	骨科
胸骨后、心脏部位有紧缩感，持续3～5分钟	心内科急诊/胸痛中心

症状	挂号科室
腿疼	
仅某一关节肿、疼	骨科
两侧关节疼同时发作，首发于近端指间关节，休息后加重	风湿免疫科
腿肚肿胀，按压更疼，走路疼，休息能缓解	血管外科/普外科
打呼噜	
睡觉打呼噜，偶尔"暂停"三五秒，甚至因喘不过气，突然被憋醒	呼吸科/耳鼻喉科
过敏皮肤瘙痒、出红疹	变态反应科/皮肤科
其他	
牙疼、牙龈发炎、肿痛	口腔科
牙疼＋脸疼＋鼻塞	耳鼻喉科
经常运动后牙疼	心内科
失眠、压力大、焦虑	精神心理科
睡不着、睡不香	睡眠中心/神经内科/心理科

体检小贴士

◇ 胃镜检查您知多少?

◇ 肠镜检查您知多少?

◇ 医学影像学检查您知多少?

◇ 生化检查您知多少?

◇ 胃镜检查您知多少？

一、什么是胃镜检查？

胃镜是一种医学检查方法，也是指这种检查使用的器具。胃镜检查能直接观察到被检查部位的真实情况，更可通过对可疑病变部位进行病理活检及细胞学检查，以进一步明确诊断，是上消化道病变的首选检查方法。它利用一条直径约1 cm的黑色塑胶包裹导光纤维的细长管子，前端装有内视镜由嘴中伸入受检者的食道→胃→十二指肠，借由光源器所发出的强光，经由导光纤维可使光转弯，让医生从另一端清楚地观察上消化道各部位的健康状况。必要时，可由胃镜上的小洞伸入夹子做切片检查。全程检查时间约10分钟，若做切片检查，则需20分钟左右。

二、哪些人需要做胃镜？

（1）有消化道症状者，如上腹部不适、胀、痛、反酸、吞咽不适、嗳气、呃逆及不明原因食欲不振、体重下降、贫血等。

（2）原因不明的急（慢）性上消化道出血，前者可行急诊胃镜。

（3）需随访的病变，如溃疡病、萎缩性胃炎、癌前病变、术后胃出血的症状。

（4）高危人群的普查：①胃癌、食管癌家族史；②胃癌、食管癌高发区。

三、哪些人不可以做胃镜?

(1) 严重的心肺疾患,无法耐受内镜检查者。

(2) 怀疑消化道穿孔等危重症者。

(3) 患有精神疾病,不能配合内镜检查者。

(4) 消化道急性炎症,尤其是腐蚀性炎症者。

(5) 明显的胸腹主动脉瘤患者。

(6) 脑卒中患者。

四、检查前的准备

(1) 专科医生会评估后为您开具胃镜检查申请单和常规的血液生化免疫检验,遵医嘱停服如阿司匹林片等的抗凝药物。通常胃镜检查是安全的,但检查前医生将告诉您可能会出现的风险并签署知情同意书。

(2) 检查前至少禁食、禁水 8 小时。水或食物在胃中易影响医生的诊断,且易引起受检者恶心呕吐。

(3) 如果您预约在下午行胃镜检查,检查前一天晚餐吃少渣易消化的食物,晚 8 时以后,不进食物及饮料,禁止吸烟。当日禁早餐,禁水,因为即使饮少量的水,也可使胃黏膜颜色发生改变,影响诊断结果。

(4) 如下午行胃镜检查,可在当日早 8 点前喝些糖水,但不能吃其他食物,中午禁午餐。

(5) 糖尿病者行胃镜检查,需停服一次降糖药,并建议备好水果糖。高血压患者可以在检查前 3 小时将常规降压药以少量水服下,做胃镜前应测量血压。

（6）选择做无痛（静脉麻醉下）胃镜检查,需提前由麻醉师评估,签署麻醉知情同意书,检查当日家属陪同。

（7）如有假牙,应在检查之前取下,以防脱落发生意外。

（8）在检查前 3 分钟左右,医护人员会在受检者喉头喷麻醉剂予咽喉麻醉,可以使插镜顺利,减少咽喉反应。

五、检查时的注意事项

（1）检查当日着宽松衣服。

（2）左侧卧位侧身躺下,双腿微曲,头不能动,全身放松。

（3）胃镜至食管入口时要配合稍做吞咽动作,使其顺利通过咽部。胃镜在通过咽部时会有数秒疼痛、想呕吐,这是胃镜检查时较不舒服的时刻。

（4）当医生在做诊断时,不要做吞咽动作,而应改由鼻子吸气,口中缓缓吐气,不吞下口水,让其自然流到医护人员准备的弯盘内。

（5）在检查过程中如感觉疼痛不适,请向医护人员打个手势,不可抓住管子或发出声音。

六、检查后的注意事项

（1）胃镜检查后 2 小时禁食、禁水。若行活检者 2 小时后先进食水、温凉流质,逐步过渡到软饮食,2～3 天后恢复正常饮食,以减少对胃黏膜创伤面的摩擦。

（2）胃镜检查后有些人会有喉部不适或疼痛,往往是由于进镜时的擦伤,一般短时间内会好转,不必紧张,可用淡盐水含漱或含服喉片。

（3）注意观察有无活动性出血,如呕血、便血,有无腹痛、腹胀等不适,有异常时及时医院就诊。

（4）胃镜报告单检查结束后医生即时发出,病理报告单将在一周内发出。拿到胃镜和病理报告单后及时就医。

军人健康锦囊

◇ 肠镜检查您知多少?

随着人们经济生活水平的极大提高,生活物资的极大丰富,高蛋白、高脂肪饮食几乎天天有,肥胖到处见。同时,办公室一族增多,缺少运动引起的肛肠疾病屡见不鲜。好在,当我们的生活条件改善的同时,我们的健康防护意识也在增强。一些较特殊的健康检查项目也逐渐为人们所接受,包括结肠镜检查。

一、什么是结肠镜检查?

结肠镜检查是将一条头端装有微型电子摄像机的肠镜,由肛门慢慢进入大肠,将大肠黏膜的图像同步显示在监视器上,以检查大肠部位的病变。近年来,随着科技的不断发展,新一代结肠镜的构造更加精密、功能更加强大,可以完成从检查到治疗的一系列操作。

结肠镜诊治过程中虽然会有些腹胀不适或轻微疼痛,大多数人都可以耐受。也有少部分人由于大肠走行的差异、腹腔粘连的存在以及患者痛觉比较敏感,或者镜下治疗需要的时间较长等因素,难以耐受结肠镜检查。对于这部分人群,可以通过静脉给药对患者实施麻醉、镇静、镇痛等处理,保证患者处于浅的睡眠状态或清醒而无痛苦的感觉中,完成结肠镜的诊治,这就是无痛肠镜技术。

二、肠镜检查有什么作用？

肠镜健康检查源于医学界对大肠癌（结直肠癌）及其癌前病变的认识，以及结肠镜检查技术的提高。结直肠癌是全世界仅次于肺癌的"癌症大户"，关键问题在于这种病的早期症状几乎难以察觉。许多肠癌在确诊时已到中晚期，治疗效果大打折扣。肠镜检查是目前发现肠道病变，包括良恶性肿瘤和癌前病变的最直观、最有效的方法。因此，肠镜检查目前作为诊断肠道疾病的"金标准"，运用越来越广泛。

三、哪些人需要做肠镜检查？

肠镜的适应证非常广泛，凡没有禁忌证且愿意进行肠镜检查的任何人都可以接受肠镜检查。通常情况下，结肠镜检查不会包含在常规体检项目中，即一个正常人不需要每年例行体检时做肠镜检查。对于每年常规体检的正常人，建议50岁开始增加肠镜检查项目。这里的正常人指：既往无任何疾病或无特别可能的高危因素者。但当您符合以下情况之一时请及时前往正规医院行结肠镜检查。

（1）原因不明的下消化道出血（黑便、血便）或粪潜血试验阳性者。

（2）大便性状改变（变细、变形），慢性腹泻、贫血、消瘦、腹痛原因未明者。

（3）低位肠梗阻或原因不明的腹部肿块，不能排除肠道病变者。

（4）慢性肠道炎症性疾病，需要定期结肠镜检查。

（5）钡剂灌肠或影像学检查发现异常，怀疑结肠肿瘤者。

（6）结肠癌手术后、结肠息肉术后复查及随访。

（7）医生评估后建议做结肠镜检查者。

四、哪些人不适合做结肠镜检查？

结肠镜检查不是任何人任何情况下都适合做的，一般而言，存在以下情况时暂时不适合接受结肠镜检查。

（1）有严重的心脏病、肺病、肝病、肾病及精神疾病等。

（2）怀疑有肠穿孔、腹膜炎者。

（3）有严重的凝血功能障碍或其他血液病。

（4）年龄太大及身体极度虚弱者。

（5）妊娠期可能会导致流产或早产。

（6）炎症性肠病急性活动期及肠道准备不充分者为相对禁忌证。

五、做肠镜前的准备

在做结肠镜之前是有很多注意事项的，不能吃什么，不能做什么需要了解，不然肠道准备不充分会影响检查结果。常规的检查前准备如下：

（1）专科医生会评估您需要和进行肠镜检

查,医生将为您开具肠镜检查申请单,和常规的血液生化免疫检验。通常结肠镜检查是安全的,但术前医生将告诉您可能会出现的风险并签署知情同意书。

(2)检查前2天不吃红色或多籽食物,如西瓜、西红柿、猕猴桃等,以免影响肠镜观察。检查前1天午餐、晚餐吃少渣半流质食物,如稀饭、面条,不要吃蔬菜、水果等多渣的食物和奶制品。

(3)检查前4～6小时冲服聚乙二醇电解质散溶液行肠道准备。如您预约在下午行肠镜检查,检查前日可少渣饮食,当日早餐禁食,上午8～10时冲服聚乙二醇电解质散溶液行肠道准备。中午中餐禁食。

(4)聚乙二醇电解质散溶液配置和口服方法:目前临床上常用的聚乙二醇电解质散有舒泰清、恒康正清等。取2～3盒(由医生根据您的体重等因素确定用量)放入3 000 ml(约普通热水瓶两水瓶)温开水的容器中搅拌均匀,凉至45～50 ℃后,每10分钟服用250 ml,2小时内服完。如有严重腹胀或不适,可减慢服用速度或暂停服用,待症状消失后再继续服用,直至排出清水样便。如果无法耐受一次性大剂量聚乙二醇清肠时,可采用分次服用方法,即一半剂量在肠道检查前一日晚上服用,另一半剂量在肠道检查当日提前4～6小时服用。另外,服用清肠溶液时可采取一些技巧促进排便,避免腹胀和呕吐:①服用速度不宜过快;②服药期间一定要来回走动(基本按照每喝 100 ml 走 100 步的标准来走动）；
③轻柔腹部,这样可以促进肠道蠕动,加快排便；
④如对药物的味道难以忍受,可以适时咀嚼薄荷
口香糖。

（5）肠镜检查前可服用高血压药,糖尿病药
物检查前可停服一次,阿司匹林、华法林等药物
至少停药 3～5 天以上才能做检查,其他药物视病
情而定并由医生决定。

（6）检查前请带好您的病历资料、原肠镜检
查报告等,以方便检查医生了解和对比病情的变
化。检查前请妥善保管好您自己的贵重物品。

（7）选择无痛肠镜检查时需要提前行麻醉评
估,麻醉师评估符合无痛检查者须签署麻醉知情
同意书,检查当日须有家属陪同。

（8）检查当日准备好现金或银行卡,肠镜检
查可能附加无痛麻醉、病理活检等诊治项目需另
行记账或缴费。

六、肠镜检查痛苦吗?

很多人都觉得做肠镜检查会非常的痛苦,但
是随着现代内镜设备的飞速发展和内镜检查技
术的日益成熟,大多数人可以较好地耐受结肠镜
检查,可能会感到轻微腹胀,但不会感到明显的
疼痛。对疼痛比较敏感者,可以考虑选择无痛结
肠镜检查,麻醉师在检查前给您注射短效静脉麻
醉药,让您在没有疼痛的状态下接受检查。

七、肠镜检查过程中的注意事项?

如果您选择的无痛结肠镜检查,您将会在麻醉没有疼痛的状态下完成肠镜检查。当您选择普通肠镜检查时,心理上不要太紧张,大多数人都能耐受检查的,检查时有任何不适可与医生进行交流。

护士会让您在检查台上左侧卧位、环曲双腿,请尽量放松全身和肛门部,做好缓慢呼吸动作,配合肠镜的插入。肠镜插入和转弯时可能有排便感、腹痛感、牵拉感,为使肠管扩开便于观察,医生要经肠镜注入空气或二氧化碳气体,您会感到腹胀,这时医生也会告诉您改变体位来配合完成检查。

肠镜检查进镜时间为 2~15 分钟,退镜时间要求至少 8 分钟以上。检查过程中医生如发现息肉等病变将会为您做活检做切片病理检查,钳夹时不会有疼痛感。

八、结肠镜检查后的注意事项

(1)肠镜检查后可能会出现腹胀、腹鸣、肛门不适等,一般休息片刻,注入的二氧化碳气体会经肠管吸收或经肛门排气后会自然好转。

(2)肠镜检查后若无腹部不适可吃少量软小点心和巧克力等,检查后当日进流质或半流质饮食,忌食生、冷、硬和刺激性的食物,不要饮酒。

(3)无痛肠镜检查后可能出现头昏、乏力、恶心或呕吐等表现请及时告知医生,留观 1～2 小时好转后方可离院。当日应在家休息,24 小时内不得驾驶汽车、电动车、攀高、运动等。

（4）少数如出现较剧的腹痛应在院观察、禁食、补液,通常肛门排气数小时后会好转。如检查结束回家后出现腹痛加剧、便血、发热等异常情况,请及时来院就诊。

（5）肠镜报告单检查结束后医生即时发出,病理报告单将在一周内发出。拿到肠镜和病理报告单后及时就医。

◇ 医学影像学检查您知多少?

随着计算机技术的飞速发展,传统的放射科已发展成为当今的医学影像科,大体上包括 X 线、CT、磁共振、DSA、超声、核医学。其中 X 线、超声检查作为中华医学会健康管理学分会依据《健康体检基本项目专家共识(2014)》列出的体检"必选项目"和 CT、磁共振等检查在临床上越来越普及。但这些项目检查结果的真实性会受到各种因素的干扰,因此了解影像学各种常规检查的注意事项,可避免这些不利因素影响检查结果的准确性。

一、普通放射检查

(1)X 线具有一定的辐射效应,孕妇慎做检查,请在医生指导下合理选择。

(2)在您付费后需到放射科登记窗口登记,一般无需预约当日即可检查。

(3)检查前需去除检查部位的金属、高密度饰品、橡筋、印花、膏药等物品,穿着棉质内衣(女性做胸部检查需脱去胸罩),避免干扰图像质量,影响诊断结果。

二、CT 检查

(1)在您付费后前往放射科登记窗口登记,有时候需要预约,不能当天检查。

(2)怀孕期间,禁止 CT 检查。

（3）检查前去除需要检查部位的外来金属物。① 检查头部：去除发夹、项链、耳环、活动假牙等。② 检查胸部：去除项链（包括金属、玉石挂件等），带有钢丝的胸罩，金属纽扣、拉链、口袋内钥匙、硬币等。③ 检查腹部：去除皮带、拉链、钥匙和硬币等。

（4）行上腹部 CT 检查需空腹，并于检查前口服水约 800 ml，目的是充分显示胃肠道，区分与其相邻的解剖结构关系（急诊及外伤病员除外）。下腹部、盆腔 CT 检查需依具体检查项目由医生告知是否空腹。检查当日按医生要求口服含造影剂的水，不能排尿，膀胱需储中等量尿量，尿液充盈后请告知医护人员安排检查。

（5）CT 检查被检查者要与检查者密切配合，听从指令，如平静呼吸、屏气等。

（6）如需增强扫描请告知医生您的过敏史既往疾病史，严重心、肝、肾功能不全、严重甲状腺功能亢进和碘剂过敏者为增强扫描的禁忌证。检查需家属陪同，并签署增强扫描知情同意书。

三、磁共振检查

（1）在您付费后前往放射科登记窗口登记，需要预约，不能当天检查。

（2）体内有磁铁类物质者，如装有心脏起搏器（特殊型号除外）、冠脉支架、颅内动脉瘤夹、电子耳蜗以及高热的患者，以及孕三个月内的孕妇禁止做磁共振。

（3）装有助听器、胰岛素泵、动态心电图的患者，检查之前应去除。

（4）上腹部磁共振检查前应禁食禁水至少8小时。

（5）磁共振检查前应去除身上铁磁性物品及电子产品，如手机、硬币、钥匙、打火机、手表、活动性假牙、牙托、发夹、发胶、假发、接发、眼镜、拉链、首饰以及各种磁卡、存折等，如无法去除，请及时向医护人员说明。

（6）女性检查前请先去除胸罩，检查盆腔请先除去节育环。

四、B超

B型超声检查的范围很广，不同的检查部位，检查前的准备亦不同。

（1）腹部检查：包括肝、胆、胰、脾及腹腔等。检查前一天晚餐要以清淡为主，晚餐后就不可以吃东西。当天检查不可以喝水，要保证检查时在空腹状体下完成。

（2）妇科检查：应该饮水憋尿，当膀胱充盈后，挤开肠管，让超声更好的穿透到盆腔，清晰的显示子宫及卵巢的正常与异常。

（3）泌尿系检查：应该多饮水，当膀胱充盈后，内部的结石、肿瘤、息肉等，即能更好地显示。

（4）体表肿物及病变：可以即时检查，一般无特殊准备。

（5）心脏及四肢血管检查，亦无须准备。

◇ 生化检查您知多少?

生化全套检查是指用生物或化学的方法来对人体进行身体检查。生化全套检查的内容包括:肝功能、血脂、血糖、肾功能、尿酸、乳酸脱氢酶、肌酸激酶等。用于常规体检普查,或疾病的筛查和确证试验。

一、影响检验结果准确性的因素

(1)年龄和性别:年龄和性别对检查结果的影响相对表现为长期性效应。有些检查项目的参考范围按年龄(新生儿、儿童期至青春期、成人和老年人)进行分组。

(2)性别:由于男女生理上天然不同,有些检查项目如红细胞计数、血红蛋白、血清蛋白、肌酐、尿素、胆固醇等,男性都高于女性。

(3)生物变异:主要包括体位、运动、饮食、精神紧张程度、昼夜更替、睡眠与觉醒状态等变化。例如,血清钾在上午 8 时浓度为 5.4 mmol/L,在下午 2 时可降为 4.3 mmol/L,等等。因此,有些项目的检查,对标本采集时间有严格要求。居住在高原地区的人,血红细胞计数、血红蛋白浓度都要高;居住在含钙、镁盐类较多地区的人,血胆固醇、三酰甘油浓度增高。人体许多物种浓度可随季节发生变化,夏季血液三酰甘油浓度可增加 10%。感受冷热和精神紧张也可引起血中许多物质浓度改变。

（4）饮食习惯：进食不久就立即采血检查，学糖、血脂会明显增高，高脂血标本可影响许多物质的检查结果，因此有许多检查项目，均要求前一天晚上 8 时后禁食。喝咖啡或喝茶可使血糖浓度明显增高，长期饮用使血清三酰甘油增高，咖啡因有利尿作用，可使尿中红细胞、上皮细胞等排出增多。进食麦麸等可阻止肠道吸收胆固醇、三酰甘油，进食多纤维食物使血胆固醇浓度减低。高蛋白饮食使尿素氮浓度成倍增高，高脂肪饮食使血总脂肪增高。长期素食者，血低密度脂蛋白、极低密度脂蛋白、胆固醇和三酰甘油浓度仅为荤素混合食谱者的 2/3，而胆红素浓度较高。减肥者因禁食不当，血糖和胰岛素减低，而胰高血糖素和血酮体可明显增高。轻度酒醉时，血糖浓度可增加 20%～50%，常见发生低血糖、酮血症及三酰甘油增高；慢性酒精中毒可使血清谷丙转氨酶等活性增高。每吸入 1 支烟，在 10 分钟内血糖浓度就可增加 0.56 mmol/L，并可持续 1 小时之久；胆固醇、三酰甘油、红细胞计数和白细胞计数都增高。

（5）运动影响：运动对检查结果的影响程度，与运动强度和时间长短有关。轻度运动时，血清胆固醇、三酰甘油浓度可减低并持续数天；步行 5 分钟，血清肌酸激酶等活性轻度增高；中度运动时，血葡萄糖浓度增高；剧烈运动时，血三酰甘油浓度明显减低。

（6）采血部位：从卧位到直立时，血液相对浓缩,谷丙转氨酶等活性增高 5%,胆固醇浓度增高 7%,三酰甘油浓度增高 6%。

(7) 标本送检时间:大多数生化检查项目从采集到检验的时间要求越短越好,最好在 1 小时内。

(8) 用药情况:药物对检验结果的影响是多方面的。例如,青霉素、地高辛等药物使体内肌酸激酶等活性增高,维生素 A、维生素 D 可使胆固醇升高,利尿剂常引起血清钾、钠浓度出现变化。

二、生化检查前准备

一般而言无论您是门诊就医或是参加健康体检行生化检查,都应遵照医嘱,控制食物、药物等各种相关的干扰因素,在采集标本前还应告知医生有关自己的饮食、用药等情况,不要心理假定医生会知道每种可能的情况。只有您与医生双方共同努力,才能保证检查结果的准确性。

(1) 需要空腹:生化检查前保持空腹,最好在前一天晚上 8 时后不再进食,第二天早上不吃早饭直接进行抽血生化检查。

(2) 不可饮酒:酒精会影响到部分化学反应,导致检查结果错误,在生化检查前一定不饮酒。

(3) 检查前不可过量运动:抽血前 2~3 天建议不要做过猛的健身运动,大量运动会导致机体的转氨酶等含量变化,导致检查结果不准确。因此建议在生化检查前 2 天起保持常态活动量,不在剧烈活动后检查。

（4）药物干扰：由于药物对检验结果的各种影响，建议您在抽血前 2～3 天内咨询医生，在其指导下调整用药。

（5）控制饮食：不同的检验项目要问清医生，区别对待。大多数生化检查项目都要禁食 12 小时，禁水 8 小时，如果检测餐后血糖，则一定要吃饭后再做检查。血脂检查之前建议不要吃含油脂过高的食物，如荷包蛋、排骨汤等。

（6）抽血检查当天，不要穿袖口过小、过紧的衣服，以避免抽血时衣袖卷不上来或抽血后衣袖过紧，引起手臂血管血肿。